中医祛病 系列

边学边用

穴位 经络

臧俊岐⊙主编

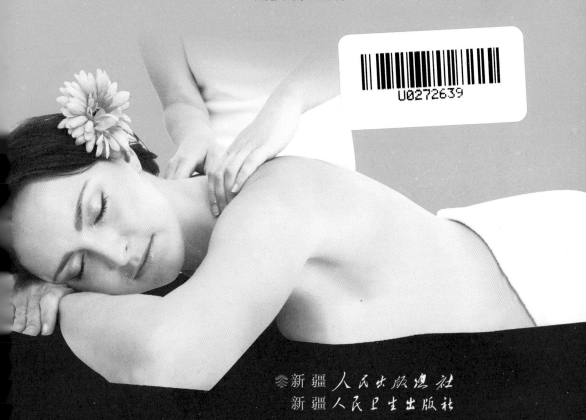

U0272639

新疆人民出版总社
新疆人民卫生出版社

图书在版编目（CIP）数据

经络穴位边学边用/臧俊岐主编. --乌鲁木齐：
新疆人民卫生出版社,2016.12（2017.4重印）
（中医祛病系列）
ISBN 978-7-5372-6848-6

Ⅰ.①经… Ⅱ.①臧… Ⅲ.①经络－穴位按压疗法
Ⅳ.①R224.1

中国版本图书馆CIP数据核字（2017）第017372号

经络穴位边学边用
JINGLUO XUEWEI BIANXUEBIANYONG

出版发行	新疆人民出版总社 新疆人民卫生出版社
责任编辑	贺　丽
摄影摄像	深圳市金版文化发展股份有限公司
策划编辑	深圳市金版文化发展股份有限公司
封面设计	深圳市金版文化发展股份有限公司
地　址	新疆乌鲁木齐市龙泉街196号
电　话	0991-2824446
邮　编	830004
网　址	http://www.xjpsp.com
印　刷	深圳市雅佳图印刷有限公司
经　销	全国新华书店
开　本	173毫米×243毫米　16开
印　张	12
字　数	150千字
版　次	2017年3月第1版
印　次	2017年4月第2次印刷
定　价	29.80元

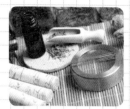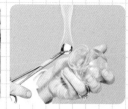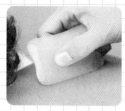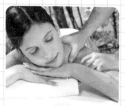

前　言

经络，意指周身气血运行的通道，每一经络都与脏腑相关联，人体通过这些经络把内外各部组织器官联系起来，构成一个整体。前人在研究人体经络穴位时不单单是为了研究本身，主要还是为了针对人的身体对症取穴通络，治疗疾病，造福人类。我们人体的每一个穴位都相当于一味中药，它们的任何一种神效，都是我们祖先用身体试验总结得来的。

在中医穴位中，"四总穴歌"非常有名。"肚腹三里留，腰背委中求，头项寻列缺，面口合谷收"，这四句话分别对应了人体的四个部位、四个穴位，找准这四个穴位进行治疗就可以缓解相应部位的疼痛。然而，大部分人即使听说过这句话，也找不准相应的穴位；至于人们常听到的气海、关元、膻中、百会等穴位，也仅仅是听说而已，它们在养生中的重要作用一般人知之甚少，以致刮痧、艾灸、按摩这些中医的常用理疗手法，也在人们的眼前蒙上了一层神秘的面纱。

本书便是针对广大养生爱好者经常为无法准确定位取穴、不知如何对症选穴的问题而编的，内容涵盖了十二正经、任督二脉、经外奇穴，详细列出了人体约100个常用穴位的不同功效，并把这些穴位按照经络循行来展示说明，详细地分析了每个穴位的位置，如何对症治病，并列出了每种穴位的多种治疗手段、多种穴位的配合使用疗效，以及100多个生活常见病症的配穴治疗方法。为了让大家更精确地定位取穴及操作，更给每个穴位配上了清晰的真人展示图，以保证普通人一学就会，让普通老百姓也可以自己动手保健养生。

目录

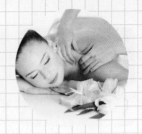

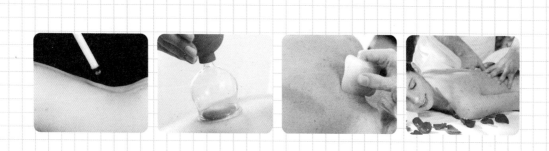

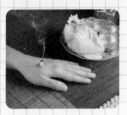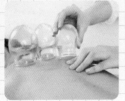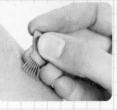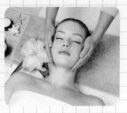

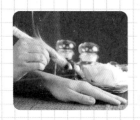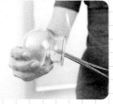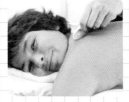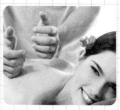

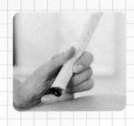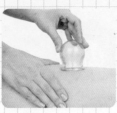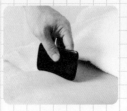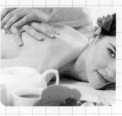

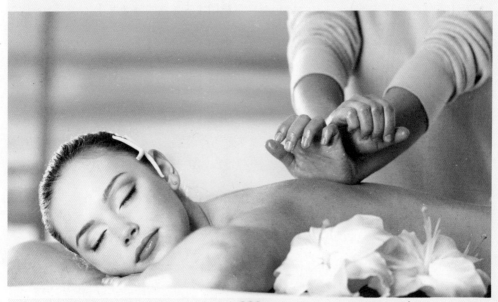

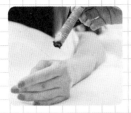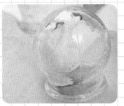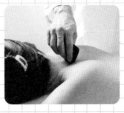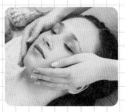

第三章 ▶ # 穴位对症治疗各种常见病症

❀ "穴"治小病小痛

❀ "穴"治中老年高发病

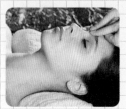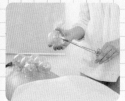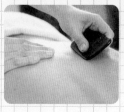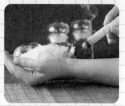

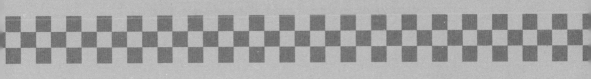

《 第一章 》

打开人体健康大门的
"钥匙"——穴位

　　黄帝曰："经脉者，所以能决生死，处百病，调虚实，不可不通。"经络是上天赐予我们的神秘宝藏，而经络上那密密麻麻的穴位则是打开健康之门的"金钥匙"。但是那"深藏不露"的穴位，我们应该怎样找到，怎样找准，怎样操作才合适呢？本章将会解开您心里的疑惑。

畅游经络穴位的历史长河

作为人体组织结构的重要组成部分，经络腧穴形成了遍布人体全身上下的网状有机结构。这些人体表面看不见的点与线，纵横交错，星罗棋布，共同承载着人体生命的延续与健康的维系。

穴位是中国文化和中医学特有的名词，学名腧穴，指人体脏腑经络气血输注于体表的特定部位。经络以穴位为据点，穴位则以经络为通道。

"腧"与"输"通，或从简做"俞"。"穴"是空隙的意思。"输通"是双向的，从内通向外，反映病痛；从外通向内，接受刺激，防治疾病。从这个意义上说，腧穴又是疾病的反映点和治疗的刺激点。

远在新石器时代，我们的祖先就已经使用砭石来砥刺放血，割刺脓疡；或用其热熨、按摩、叩击体表；或在体表某一部位用火烤、烧灼等方法来减轻和消除伤痛。久而久之，我们的祖先逐渐意识到人体的某些特殊部位具有治疗疾病的作用，这就是穴位发现的最初过程。著名医典《黄帝内经》中记载了160个穴位名称。晋代皇甫谧编纂了我国现存的针灸专科开山名作《针灸甲乙经》，对人体340个穴位的名称、别名、位置和主治一一进行了论述。至宋代，王惟一重新厘定穴位，撰著《铜人腧穴针灸图位》，并且首创研铸专供针灸教学与考试用的两座针灸铜人，其造型之逼真，端刻之精确，令人叹服。可见，很早以前，我国古代医学家就知道依据腧穴治病，并在长期实践过程中形成了腧穴学的完整理论体系。

人体周身约有52个单穴，309个双穴、50个经外奇穴，共约720个穴位。绝大多数"穴位"所在的位置都是在骨骼的间隙或凹陷里，而且一般处于骨骼间隙的两端和中间，如果不在骨骼的间隙或凹陷里，那么其"穴位"下面必定有较大或较多的血管或体液经过，如手部和腹部。为什么会这样呢？因为血液或体液流通时，容易滞留在这些位置上，从而也就形成了"穴位"这种特殊的现象。所以我们也经常可以读到这样的描述：穴位在骨之间或凹槽处等。

现代研究发现，穴位与神经是相关联的，某一穴位与某一脏器的神经往往同属于一个脊髓节段。穴位处的温度比其他部位的温度略高，与血管、淋巴结关系密切。研究者们相信，人体穴位既与神经系统密切相关，又与血管、肌肉、肌腱等组织有关。

轻松找准穴位——图解4种常用腧穴定位法

穴位是人体脏腑经络气血输注于体表的部位，是疾病的反应点，也是治疗的刺激点。如今，经穴疗法早已融入了人们的生活当中，取穴的正确与否，直接影响理疗的效果，掌握正确的方法是准确取穴的关键。

在养生知识日益普及的今天，穴位疗法早已经融入到人们的生活当中。使用经络穴位，是一项技术活，也可以说是一把双刃剑，如果找对了穴位，再加上适当的手法，便可以益寿延年，如果在一窍不通或是一知半解的情况下胡乱摆弄，则往往会弄巧成拙。所以，在进行穴位疗法之前，一定要了解一些经穴治疗的注意事项。

首先，要学会如何找准穴位。

在进行穴位疗法的时候，找穴位是最重要的，就是找对地方。在这里，我们介绍一些任何人都能够使用的最简单的寻找穴位的诀窍。

手指同身寸定位法

利用患者本人的手指作为测量的尺度来量取穴位的方法称为手指度量法，又称为"手指同身寸"，这是临床上最常用的取穴找穴方法。

"同身寸"中的"寸"并没有具体数值。"同身寸"中的"1寸"在不同的人身体上长短是不同的：较高的人的"1寸"比较矮的人的"1寸"要长，这是由身体比例来决定的。所以，"同身寸"只适用于同一个人身上，不能用自己的手指去测量别人身上的穴位，这样做是找不准穴位的。

拇指同身寸：大拇指横宽为1寸。

中指同身寸：中指中节屈曲，手指内侧两端横纹头之间的距离为1寸。

常用同身寸示意图

横指同身寸：又叫"一夫法"，食指、中指、无名指和小指四指并拢，以中指中节横纹处为准，食指、中指、无名指和小指四指指幅横宽为3寸；另外，食指与中指并拢横宽为1.5寸。

骨度分寸定位法

始见于《灵枢·骨度》篇。它是将人体的各个部位分别规定其折算长度。作为量取腧穴的标准。如前后发际间为12寸；两乳间为8寸；胸骨体下缘至脐中为8寸；耳后两乳突（完骨）之间为9寸；肩胛骨内缘

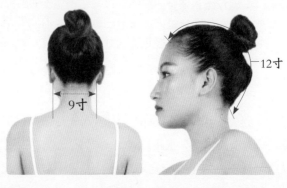

至背正中线为3寸；腋前（后）横纹至肘横纹为9寸；肘横纹至腕横纹为12寸；股骨大粗隆（大转子）至膝中为19寸；膝中至外踝尖为16寸；胫骨内侧髁下缘至内踝尖为13寸。

体表标志定位法

固定标志：常见判别穴位的标志有眉毛、乳头、指甲、趾甲、脚踝等。如：神阙位于腹部脐中央；膻中位于两乳头中间。

动作标志：需要做出相应的动作姿势才能显现的标志，如张口取耳屏前凹陷处即为听宫穴。

感知找穴法

身体感到异常，用手指压一压、捏一捏、摸一摸，如果有痛感、硬结、痒等感觉，或和周围皮肤有温度差，如发凉、发烫，或皮肤出现黑痣、斑点，那么这个地方就是所要找的穴位。感觉疼痛的部位，或者按压时有酸、麻、胀、痛等感觉的部位，可以作为阿是穴治疗。阿是穴一般在病变部位附近，也可在距离病变部位较远的地方。

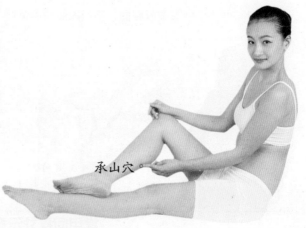

补虚泻实——穴位补泻有依据

补，即补人体正气之不足；泻，即泻邪气之有余。是指在中医理论指导下，医者运用一定的手法，促进某一脏腑功能或抑制某一脏腑功能的作用。理疗手法有讲究，应随症区分补泻。

"虚实"在中医用语中使用得非常频繁，中医虚实，是指人体抵抗力的强弱和病邪的盛衰，也就是机体内正气与病邪之间斗争的表现。身体虚了当然要适当地"进补"，不少人认为"实"比"虚"好，其实不然，虚指人体的正气不足，抵抗力减弱；实指致病的邪气盛和邪正斗争剧烈。因此，"虚"与"实"都不好，要遵循"虚者补之，实者泻之"的基本法则来确定穴位补泻。

按摩补泻

（1）顺经络循行的方向进行的按摩属于补法，逆经络循行的方向进行的按摩属于泻法。

（2）根据按摩的力度可分为重手法和轻手法。重手法，用力相对较大，属于泻法；轻手法，用力相对较小，属于补法；用力适中则属于平补平泻法。

（3）根据血液流动的方向，按血液从心脏流入流出来判别。按摩方向同心脏流出血液方向相反为补法；按摩方向同心脏流出血液方向相同为泻法。

（4）根据手法的旋转方向。顺时针按摩为补法；逆时针按摩为泻法；顺时针方向和逆时针方向按摩同时进行则属于平补平泻法。

刮痧补泻

▷▷ 刮痧补法

补法是运板按压力小，速度慢，每一板的刺激时间较长，辅以具有补益及强壮功能的穴、区、带，能使人体正气得以鼓舞，使低下的功能恢复旺盛，临床常用于年老、久病、体虚或形体瘦弱之虚证及对疼痛特别敏感的患者。

▷▷ 刮痧泻法

泻法是运板压力大、板速快、每一板的刺激时间短，能疏泄病邪、使亢进的功能恢复正常的运板法，临床常用于年轻体壮、新病体实、急病患者。当出现某种功能异常或亢进之征候，如肌肉痉挛、抽搐、神经过敏、疼痛、热证、实证等时，以泻法运板刮之，可使之缓解，恢复正常功能。

▷▷ 刮痧平补平泻法

平补平泻法是补和泻手法的结合，按压力适中，速度不快不慢，刮拭时间也介于补法和泻法之间的一种通调经络气血的刮痧运板法，是刮痧临证时最常用的运板法。适用于虚实兼见证的治疗和正常人的保健。

艾灸补泻

▶▶ 艾灸施术手法

补法主要选用的是艾条雀啄灸、温和灸，以及回旋灸。其主要作用是促进人体生理功能，解除过度抑制，引起正常兴奋。

泻法则采用的是直接灸、灯火灸这些刺激性较强的方法，使患者产生强烈的温热刺激，使邪气得泻。

▶▶ 施灸材料

选择偏重于补的药物进行隔物灸或敷灸就能起到补的作用。如附子饼隔物灸多用于补虚助阳，治厥逆、阳痿、遗精；隔姜灸，可温经散寒；丁香敷灸，可温中降逆、温肾助阳而治虚寒腹泻、阳痿、阴冷；五倍子敷灸，可固精敛汗而治遗精、遗尿、自汗、盗汗；隔胡椒灸，可温中散寒而治心腹冷痛等。

选用偏重于泻的药物进行隔物灸或敷灸就能起到泻的作用。如甘遂敷灸多用于逐水泻水；还有隔蒜灸，可解毒、消肿、杀虫而治痈、疽、疖、肿、癣疮；斑蝥敷灸，可攻毒蚀疮、破血散结而治痈疽、咽喉肿痛、瘰疬；毛茛敷灸，可利湿消肿止痛而治鹤膝风、恶疮痈疽、胃痛；威灵仙敷灸，可祛风除湿、通经止痛而治风湿痹痛；板蓝根敷灸，可清热解毒而治腮腺炎；薄荷敷灸，可疏散风热而治流感等。

▶▶ 施灸火力

用口对艾炷吹气，使艾火燃烧旺盛是疾火与强火，这种强火刺激具有泻的功效，能使邪气随火气而发散，叫泻火。

若任其自灭是徐火与弱火，这种弱火弱刺激具有补的功效，能使阳气深入，叫补火。

拔罐补泻

（1）罐大火猛快扣，病人自觉气被吸出为泻；罐小火弱缓扣，病人可感暖气透入为补。

（2）多罐密排久留，吸拔力大，局部青紫为泻；少罐疏排，闪罐频拔，吸拔力小，局部潮红为补。

（3）刺络拔罐，逆经走罐为泻；循经走罐为补。

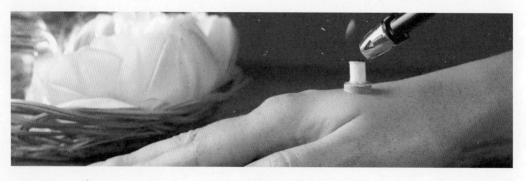

灵活掌握配穴法，疗效更佳

使用经穴疗法治疗疾病，若辨证已明确，治法已制定，配穴处方极为关键。配穴，首先要掌握阴阳经脉和其穴的特性，与其他相关穴位的特性，按照一定的配方原则相互配合，使之达到较好的疗效。

配穴是在选穴的基础上，选取两个或两个以上、主治相同或相近、具有协同作用的腧穴加以配伍应用的方法。其目的是加强腧穴的治病作用。配穴是否得当，直接影响治疗效果。

远近配穴

远近配穴法，是近部选穴和远端选穴相配合使用的一种配穴法。配穴的原则是根据病性、病位的循经取穴或辨证取穴。远近配穴法，实际上包括了近部取穴、远部取穴和辨证取穴三部分，只有把三者有机地配合成方，才能获得良好效果。这种配穴方法，局部选穴多位于头胸腹背的躯干部，远端取穴多位于四肢肘膝以下部位。如《灵枢》中治疗"大肠胀气"，因气上冲胸而见气喘，取穴气海、上巨虚、足三里等。气海穴，是调气消胀的要穴，为局部取穴；上巨虚是大肠的下合穴，足三里是胃的下合穴，均属于足阳明经，是循经远端取穴。

前后配穴

前后配穴法，前指胸腹，后指腰背，即选取前后部位腧穴配伍成方的配穴方法。临床通常采用腧募配穴法，即取胸腹部的募穴和腰背部的腧穴相配合应用。腧募配穴法的基本原则是"从阳引阴，从阴引阳"。所以在临床上应用时，不一定局限于腧穴、募穴，其他经穴亦可采用。如胃痛，背部取胃仓，腹部取梁门。

表里配穴

表里配穴法，是以脏腑、经脉的阴阳表里关系为配穴依据，即阴经病变，可同时在其相表里的阳经取穴；阳经病变，可同时在其相表里的阴经取穴。如寒邪客于阳明胃经，经气上逆，可见嗳气、胸闷，取足太阴的太白和阳明的足三里。这种配穴方法可用于原络配穴，一般常见病症可采用。

上下配穴

上下配穴法，是泛指人体上部腧穴与下部腧穴配合应用。上，指上肢和腰部以上；下，指下肢和腰部以下。上下配穴法在临床上应用最广。例如胃痛，上肢取内关，下肢取足三里；牙痛，上肢取合谷，下肢取内庭等。

十二经脉五腧穴——井、荥、输、经、合

《灵枢九针十二原》指出："所出为井，所溜为荥，所注为输，所行为经，所入为合。"是对五腧穴经气流注特点的概括。《难经》还有因时而刺的记载，如七十四难中"春刺井，夏刺荥，季夏刺俞，秋刺经，冬刺合"。

五腧穴是十二经脉各经分布于肘膝关节以下的五个重要腧穴，即井、荥、输、经、合。脏腑原气输注、经过和留止于十二经脉四肢部的腧穴，称为原穴，多分布于腕踝关节附近。阴经之原穴与输穴同穴同名，同部位，实为一穴，即所谓"阴经以输出为原"。

《难经·六十八难》详论五腧穴："井主心下满，荥主身热，输主体重节痛，经主喘咳寒热，合主逆气而泄。"井穴开窍醒神，可治神智昏迷、心下烦闷；荥穴清泄邪火，可治热病；输穴可治突发性病症及关节痛；经穴可治咳喘及咽喉病症；合穴可治肠胃等六腑病症。五脏六腑发生病变时，就会反映到相应的原穴上来。因此，治疗五脏六腑疾病时，应当以原穴为主进行穴位配伍。

阴经井荥输经合

	肺	心	肝	脾	肾	心包
井	少商	少冲	大敦	隐白	涌泉	中冲
荥	鱼际	少府	行间	大都	然谷	劳宫
输	太渊	神门	太冲	太白	太溪	大陵
经	经渠	灵道	中封	商丘	复溜	间使
合	尺泽	少海	曲泉	阴陵泉	阴谷	曲泽

阳经井荥输经合原

	大肠	小肠	胆	胃	膀胱	三焦
井	商阳	少泽	足窍阴	厉兑	至阴	关冲
荥	二间	前谷	侠溪	内庭	足通谷	液门
输	三间	后溪	足临泣	陷谷	束骨	中渚
经	阳溪	阳谷	阳辅	解溪	昆仑	支沟
合	曲池	小海	阳陵泉	足三里	委中	天井
原	合谷	腕骨	丘墟	冲阳	京骨	阳池

《 第二章 》

"穴"之奥秘
——图解100个临床特效穴

穴位是治疗疾病的刺激点与反映点，刺激穴位可以通经脉、调气血，使阴阳归于平衡，脏腑趋于调和，从而达到祛除病邪的目的。经常对穴位进行按摩、艾灸、刮痧、拔罐等疗法，可以有效地改善人体体质、缓解病痛。本章替您精挑细选了100个临床保健、治病特效穴位，告诉您它们的准确位置、可以防治的病症，以及不同的病症应该选择的最适宜疗法。具体问题，具体分析，结合实际，为亲人、自己和朋友增福添寿。

第一节 手太阴肺经穴

手太阴肺经起于中焦，向下联络大肠，回过来沿着胃上口穿过膈肌，入属肺，从肺系横行出于胸壁外上方，出腋下，沿上肢内侧前缘下行，过肘窝入寸口上鱼际，直出拇指桡侧端少商穴，其分支从前臂列缺穴处分出，沿掌背侧走向食指桡侧端，经气于商阳穴与手阳明大肠经相接。

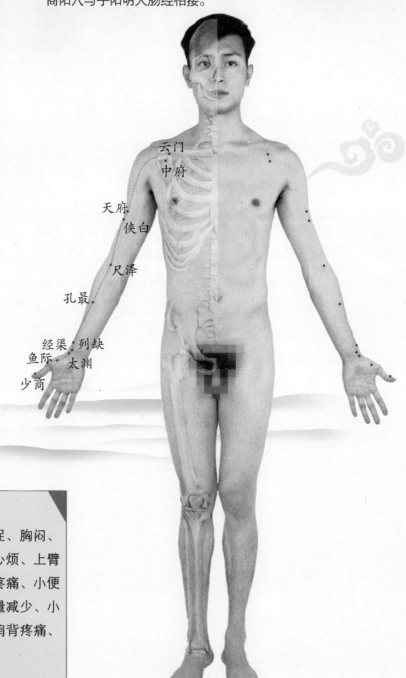

云门
中府
天府
侠白
尺泽
孔最
经渠 列缺
鱼际 太渊
少商

对应病症

咳嗽、喘促、胸闷、缺盆处疼痛、心烦、上臂内侧前缘部位疼痛、小便次数增多、尿量减少、小便颜色改变、肩背疼痛、手掌心发热等。

LU1
中府
清肺化痰平咳喘

中府穴为肺经之募穴，是诊断和治疗肺病的重要穴位，肺结核、支气管哮喘等肺疾患者常在此穴出现压痛。经常刺激中府穴有止咳平喘、清肺化痰的作用。

| 功效主治 | 清泻肺热，止咳平喘；主治咳嗽、气喘、胸部胀满、胸痛、肩背痛等病症。

| 经穴疗法 | ①按摩：将食指、中指并拢置于中府穴上，用指腹揉按100次。
②艾灸：用艾条温和灸中府穴5~20分钟，以患者感觉温热舒适为宜。
③刮痧：用面刮法刮拭中府穴3~5分钟，以潮红、出痧为度。

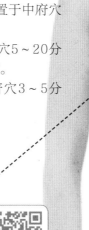

中府

精准定位 位于胸前壁的外上方，云门下1寸，平第一肋间隙，距前正中线6寸。

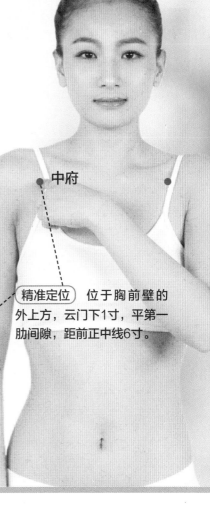

中府

中府

老中医临床经验

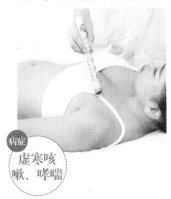

病症
虚寒咳嗽、哮喘

| 最佳疗法 | 艾灸

| 穴位配方 | 中府配肺俞、云门、天府、华盖

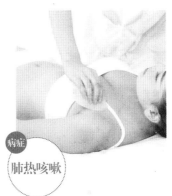

病症
肺热咳嗽

| 最佳疗法 | 刮痧

| 穴位配方 | 中府配复溜、合谷

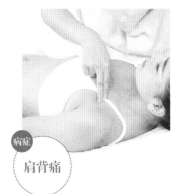

病症
肩背痛

| 最佳疗法 | 按摩或刮痧

| 穴位配方 | 中府配肩井、天宗、肩髃

LU5

尺泽

清肺泻热补肾脏

尺泽穴为肺经之合穴，主治肺经热引起的各种疼痛病症。"合穴属水，内应于肾"，刺激尺泽穴也具有补肾的作用，这就是所谓的"泻肺补肾法"。

| **功效主治** | 清肺泻热，止咳平喘；主治气管炎、咳嗽、咳喘、心烦、上肢痹痛等病症。

| **经穴疗法** | ①按摩：用拇指指腹揉按尺泽穴100～200次，以局部有酸胀感为宜。
②艾灸：用艾条温和灸尺泽穴5～20分钟，以皮肤温热而无灼痛感为度。
③刮痧：用面刮法从上向下刮拭尺泽穴3～5分钟，以潮红、出痧为度。

尺泽

（精准定位） 位于肘横纹中，肱二头肌腱桡侧凹陷处。

尺泽

老中医临床经验

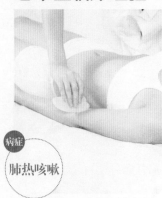

（病症）
肺热咳嗽

| **最佳疗法** | 刮痧
| **穴位配方** | 尺泽配中府、肺俞

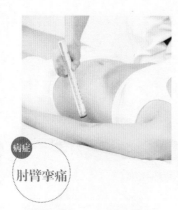

（病症）
肘臂挛痛

| **最佳疗法** | 艾灸或按摩
| **穴位配方** | 尺泽配曲泽

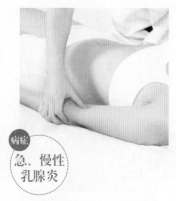

（病症）
急、慢性乳腺炎

| **最佳疗法** | 按摩或刮痧
| **穴位配方** | 尺泽配膻中、膈俞

LU6

孔最

气血畅通除痔疮

孔最穴属手太阴肺经，主治"热病汗不出"，开泄腠理，最为第一。久坐、饮食过于油腻，这都容易引发痔疮，孔最穴为肺经的郄穴，是治痔疮的一味大药。

| **功效主治** | 清热止血，润肺理气；主治肺部疾病、前臂酸痛、头痛、痔疮出血等病症。

| **经穴疗法** | ①**按摩**：用拇指弹拨孔最穴100～200次，以局部有酸胀感为宜。
②**艾灸**：用艾条温和灸孔最穴5～20分钟，以皮肤温热而无灼痛感为度。
③**刮痧**：用面刮法从上向下刮拭孔最穴3～5分钟，以潮红、出痧为度。

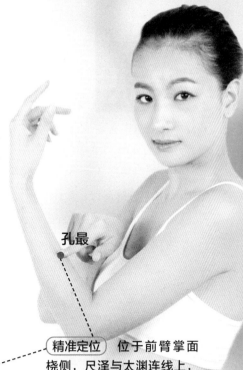

孔最

精准定位 位于前臂掌面桡侧，尺泽与太渊连线上，腕横纹上7寸。

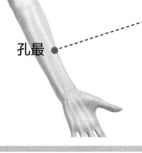

孔最

老中医临床经验

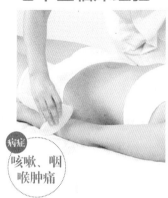

病症
咳嗽、咽喉肿痛

| **最佳疗法** | 刮痧或按摩
| **穴位配方** | 孔最配少商、人迎

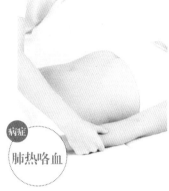

病症
肺热咯血

| **最佳疗法** | 按摩或刮痧
| **穴位配方** | 孔最配鱼际、肺俞

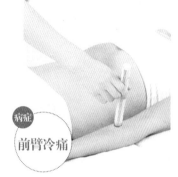

病症
前臂冷痛

| **最佳疗法** | 艾灸
| **穴位配方** | 孔最配列缺、手五里

列缺

头项疾病寻列缺

列缺穴为肺经之络穴。肺经不上头面，但列缺能治疗头项、颜面疾患，是因为此穴直接联络手阳明大肠经，可通调两经经气，治疗两经病变。

| **功效主治** | 宣肺理气，利咽宽胸，通经活络；主治头部疾患、颈项疾患、咳嗽、哮喘等病症。

| **经穴疗法** | ①按摩：用拇指指腹揉按列缺穴100～200次，以局部有酸胀感为宜。
②艾灸：用艾条雀啄灸列缺穴5～20分钟，以热感循经传导、气至病所为宜。
③刮痧：用角刮法从上向下刮拭列缺穴3～5分钟，以出痧为度。

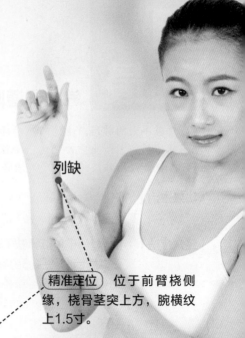

列缺

（**精准定位**） 位于前臂桡侧缘，桡骨茎突上方，腕横纹上1.5寸。

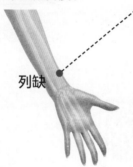

列缺

老中医临床经验

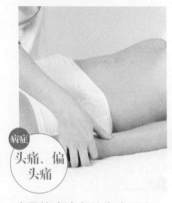

病症
（头痛、偏头痛）

| **最佳疗法** | 按摩或刮痧

| **穴位配方** | 列缺配太阳、头维

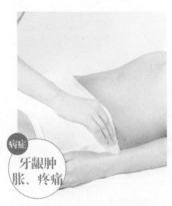

病症
（牙龈肿胀、疼痛）

| **最佳疗法** | 刮痧或按摩

| **穴位配方** | 列缺配下关、颊车、合谷

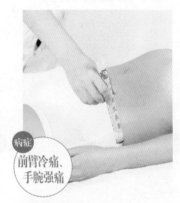

病症
（前臂冷痛、手腕强痛）

| **最佳疗法** | 艾灸

| **穴位配方** | 列缺配内关

LU9

太渊

通调血脉补肺虚

太渊穴为肺经之输穴，是手太阴肺经的母穴，"虚则补其母"，加上又是肺经之原穴，为肺经之原气流注之处，故此穴擅长补肺虚。

| **功效主治** | 止咳化痰，通调血脉；主治咳嗽、支气管炎、咯血、胸闷、无脉症等病症。

| **经穴疗法** | ①按摩：用拇指指端按压太渊穴片刻，然后松开，反复5～10次。
②艾灸：用艾条温和灸太渊穴5～20分钟，以皮肤温热而无灼痛感为度。
③刮痧：用角刮法从上向下刮拭太渊穴3～5分钟，以出痧为度。

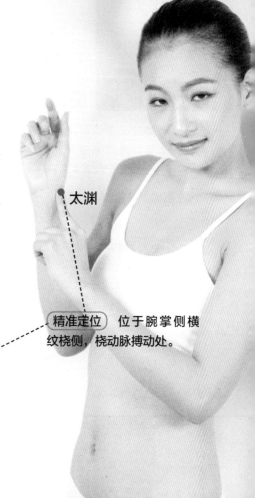

太渊

(精准定位) 位于腕掌侧横纹桡侧，桡动脉搏动处。

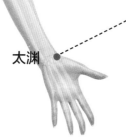

太渊

老中医临床经验

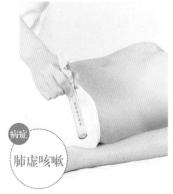

病症
肺虚咳嗽

| **最佳疗法** | 艾灸
| **穴位配方** | 太渊配肺俞、中府

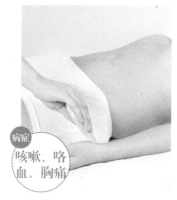

病症
咳嗽、咯血、胸痛

| **最佳疗法** | 刮痧
| **穴位配方** | 太渊配孔最、鱼际、肺俞

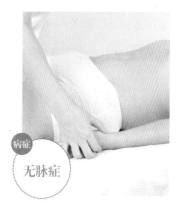

病症
无脉症

| **最佳疗法** | 按摩
| **穴位配方** | 太渊配内关、心俞

LU10

鱼际　　清泻肺热治手痛

鱼际穴为肺经之荣穴，"荣主身热"，故此穴可治疗风热犯肺，或痰热壅肺所致的咳喘、胸闷，肺热灼络之咯血，热郁咽喉之肿痛等。

| **功效主治** | 清热泻火，解表宣肺；主治咳嗽、咯血、咽喉肿痛、发热、手痛等病症。

| **经穴疗法** | ①按摩：用拇指指尖用力掐揉鱼际穴30次，以局部有酸痛感为宜。
②艾灸：用艾条温和灸鱼际穴5～20分钟，以皮肤温热而无灼痛感为度。

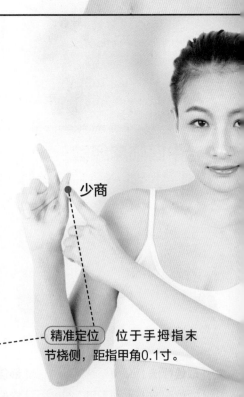

鱼际

精准定位　位于第一掌指关节后凹陷处，约当第一掌骨中点桡侧，赤白肉际处。

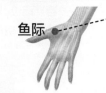

鱼际

LU11

少商　　泻火开窍定神志

少商穴为肺经之井穴，善清肺泻火，驱邪外出，治疗外感风热郁遏肺经之咳喘，郁遏鼻、咽之咽喉肿痛、鼻出血；善调气血阴阳之逆乱，醒脑宁神。

| **功效主治** | 清热止痛，开窍利咽；主治中暑、身热、脑卒中昏迷、咽痛等病症。

| **经穴疗法** | ①按摩：用拇指指尖用力掐揉少商穴30次，以局部有酸痛感为宜。
②刮痧：用角刮法从上向下刮拭少商穴3～5分钟，以潮红为度。

少商

精准定位　位于手拇指末节桡侧，距指甲角0.1寸。

少商

手阳明大肠经起于商阳穴，经过手背行于上肢伸侧前缘，上至肩关节前缘，向后与督脉在大椎穴处相会，再向前下行入缺盆穴，进入胸腔络肺，通过膈肌下行，入属大肠。其分支从锁骨上窝上行，经颈部至面颊，入下齿中，回出颊口两旁，左右交叉于人中，至对侧鼻翼旁，经气于迎香穴处与足阳明胃经相接。

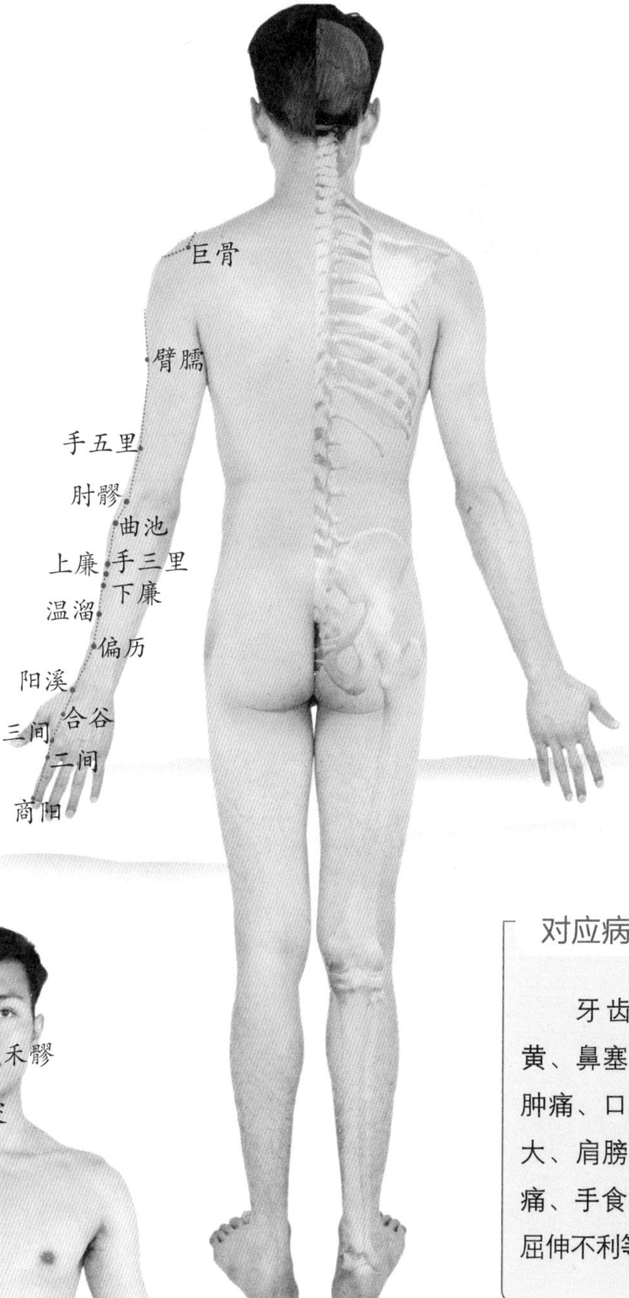

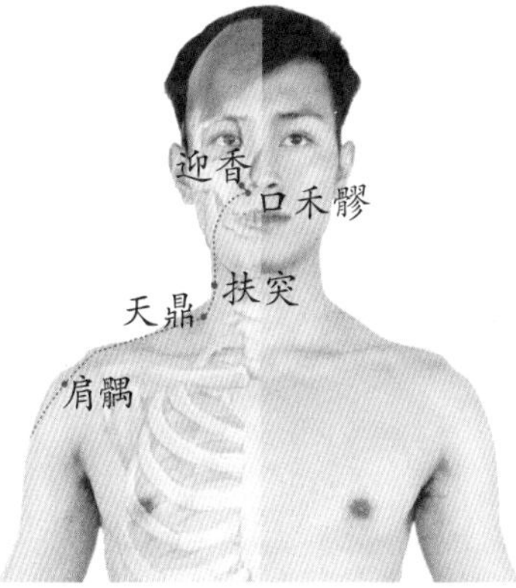

巨骨
臂臑
手五里
肘髎
曲池
上廉
手三里
下廉
温溜
偏历
阳溪
三间　合谷
二间
商阳

迎香
口禾髎
天鼎　扶突
肩髃

对应病症

牙齿疼痛、眼睛发黄、鼻塞、鼻出血、咽喉肿痛、口干舌燥、颈部肿大、肩膀前部以及上臂疼痛、手食指疼痛、指关节屈伸不利等病症。

LI4

合谷

头面疾患合谷收

合谷穴为大肠经之原穴，可以清泻郁热，通调头面经络，是治疗热病及头面各种疾患之要穴。对于汗证，此穴有双向调理作用，无汗可发汗，汗多可止汗。

| 功效主治 | 镇静止痛，通经活络；主治头痛、头晕、目赤肿痛、下牙痛、面肿等病症。

| 经穴疗法 | ①按摩：用拇指指尖用力掐揉合谷穴100～200次，以局部有酸痛感为宜。
②艾灸：用艾条温和灸合谷穴5～20分钟，以皮肤温热而无灼痛感为度。
③刮痧：用角刮法从上而下刮拭合谷穴30次，力度微重，以出痧为度。

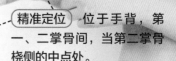

合谷

精准定位 位于手背，第一、二掌骨间，当第二掌骨桡侧的中点处。

合谷

老中医临床经验

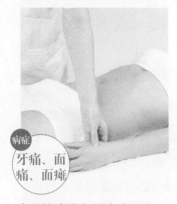

病症 牙痛、面痛、面瘫

| 最佳疗法 | 按摩或刮痧

| 穴位配方 | 合谷配颊车、迎香

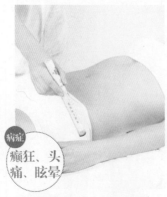

病症 癫狂、头痛、眩晕

| 最佳疗法 | 艾灸或按摩

| 穴位配方 | 合谷配太冲

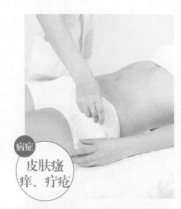

病症 皮肤瘙痒、疔疮

| 最佳疗法 | 刮痧

| 穴位配方 | 合谷配风池、大椎

LI5

阳溪 清热泻火通经络

阳溪穴为大肠经之经穴，具有清泻郁热火毒之功，可治疗头面五官疾患；此穴泻火之力强，故可治疗痰火扰心或蒙蔽清窍的心烦、癫狂等症，而达安神之效。

| 功效主治 | 清热散风，通利关节；主治咽部及口腔疾病、腰痛、癫狂等病症。

| 经穴疗法 | ①按摩：用拇指指腹揉按阳溪穴100～200次，以局部有酸胀感为宜。
②艾灸：用艾条温和灸阳溪穴5～20分钟，以皮肤温热而无灼痛感为度。
③刮痧：用角刮法从上向下刮拭阳溪穴3～5分钟，以出痧为度。

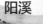
阳溪

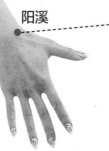
阳溪

精准定位 位于腕背横纹桡侧，当拇短伸肌腱与拇长伸肌腱之间的凹陷中。

老中医临床经验

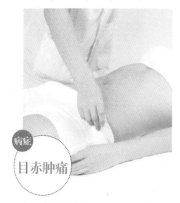

病症
目赤肿痛

| 最佳疗法 | 刮痧或按摩
| 穴位配方 | 阳溪配阳谷

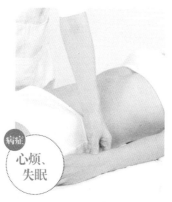

病症
心烦、失眠

| 最佳疗法 | 按摩或刮痧
| 穴位配方 | 阳溪配神门、内关

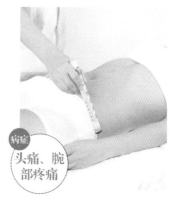

病症
头痛、腕部疼痛

| 最佳疗法 | 艾灸或按摩
| 穴位配方 | 阳溪配列缺

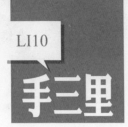

LI10

手三里

调理肠胃消肿痛

手三里穴为大肠经上的重要穴道之一，是个养生强健穴，可以增强免疫力。善于治疗运动系统、消化系统疾病，对改善腹痛、腹泻的效果尤为明显。

| 功效主治 | 清热明目，调理肠胃；主治目痛、上肢痹痛、腹痛、泄泻等病症。

| 经穴疗法 | ①按摩：用拇指指腹揉按手三里穴100~200次，以局部有酸胀感为宜。
②艾灸：用艾条温和灸手三里穴5~20分钟，以热感循经传导、气至病所为佳。
③拔罐：将火罐扣在手三里穴上，留罐10分钟，以局部皮肤充血为度。

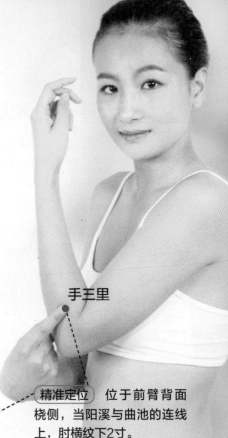

手三里

手三里

精准定位 位于前臂背面桡侧，当阳溪与曲池的连线上，肘横纹下2寸。

老中医临床经验

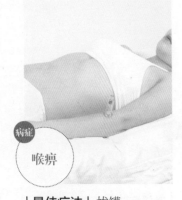

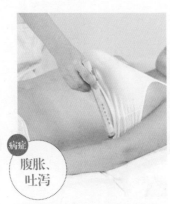

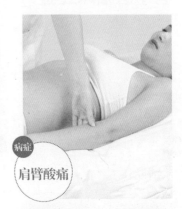

病症
喉痹

| 最佳疗法 | 拔罐

| 穴位配方 | 手三里配温溜、曲池、中渚、丰隆

病症
腹胀、吐泻

| 最佳疗法 | 艾灸或按摩

| 穴位配方 | 手三里配中脘、合谷

病症
肩臂酸痛

| 最佳疗法 | 按摩或拔罐

| 穴位配方 | 手三里配肩髃、列缺

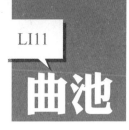

LI11

曲池

清热活络降血压

曲池穴为大肠经之合穴，有降温、退热、提神的作用。血压过高时会出现剧烈头痛、呕吐、眩晕等症状。刺激曲池穴可扑灭火气，是平缓降压的好穴位。

| **功效主治** | 清热和营，降逆活络；主治高血压、头痛、发热、肩臂肘痛等病症。

| **经穴疗法** | ①按摩：用拇指指腹揉按曲池穴1～3分钟，以局部有酸胀感为宜。
②艾灸：用艾条温和灸曲池穴5～20分钟，以热感循经传导、气至病所为佳。
③刮痧：用面刮法从上向下刮拭曲池穴3～5分钟，以出痧为度。

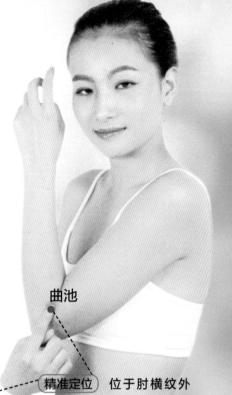

曲池

曲池

精准定位 位于肘横纹外侧端，屈肘，当尺泽与肱骨外上髁连线的中点。

老中医临床经验

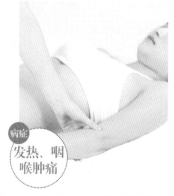

病症
发热、咽喉肿痛

| **最佳疗法** | 按摩或刮痧
| **穴位配方** | 曲池配合谷、外关

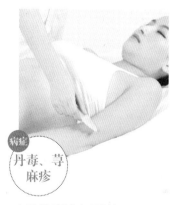

病症
丹毒、荨麻疹

| **最佳疗法** | 刮痧
| **穴位配方** | 曲池配合谷、血海、委中、膈俞

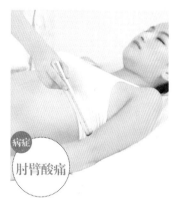

病症
肘臂酸痛

| **最佳疗法** | 艾灸
| **穴位配方** | 曲池配列缺、尺泽、肩髃

LI14

臂臑

肩臂疼痛揉臂臑

臂臑穴为大肠经重要穴位之一，通经活络之力较强，能有效防治肩臂运动系统疾患。本穴还有理气消痰之功，经常刺激，对于颈淋巴结核有较好的防治作用。

| 功效主治 | 清热明目，通经通络；主治颈痛、肩臂疼痛、目痛、淋巴结核等病症。

| 经穴疗法 | ①按摩：用拇指指腹揉按臂臑穴100~200次，以局部有酸胀感为宜。
②艾灸：用艾条温和灸臂臑穴5~20分钟，以皮肤温热而无灼痛感为度。
③拔罐：将气罐吸附在臂臑穴上，留罐5~10分钟，以局部皮肤充血为度。

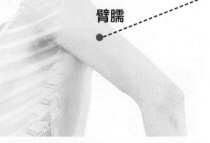

臂臑

臂臑

（**精准定位**）位于臂外侧，三角肌止点处，当曲池与肩髃的连线上，曲池上7寸。

老中医临床经验

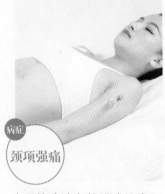

病症
颈项强痛

| 最佳疗法 | 拔罐或按摩
| 穴位配方 | 臂臑配强间、列缺

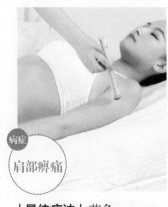

病症
肩部痹痛

| 最佳疗法 | 艾灸
| 穴位配方 | 臂臑配肩髃、手三里

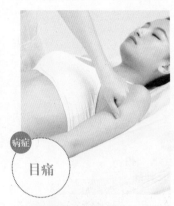

病症
目痛

| 最佳疗法 | 按摩
| 穴位配方 | 臂臑配合谷

LI15

肩髃 通经活络利肩臂

肩髃穴为大肠经重要穴位之一，与阳跷脉相交会，故舒经活络、通利关节的作用甚强，为治疗肩部疼痛及上肢痛、麻、凉、瘫诸疾的要穴。

|功效主治| 通经活络；主治肩臂疼痛、上肢不遂、肩周炎等病症。

|经穴疗法| ①**按摩**：用拇指指腹揉按肩髃穴100~200次，以局部有酸胀感为宜。
②**艾灸**：用艾条温和灸肩髃穴5~20分钟，以出现循经感传、气至病所为佳。
③**拔罐**：将气罐吸附在肩髃穴上，留罐5~10分钟，以局部皮肤充血为度。

● 肩髃

肩髃 ●- - - - -

精准定位 位于肩部三角肌上，臂外展或向前平伸时，当肩峰前下方凹陷处。

老中医临床经验

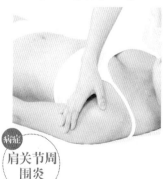

病症
肩关节周围炎

|最佳疗法| 按摩或拔罐

|穴位配方| 肩髃配肩髎、肩贞、臑俞

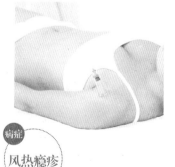

病症
风热瘾疹

|最佳疗法| 拔罐

|穴位配方| 肩髃配阳溪

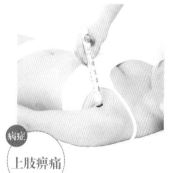

病症
上肢痹痛

|最佳疗法| 艾灸

|穴位配方| 肩髃配臂臑、手三里

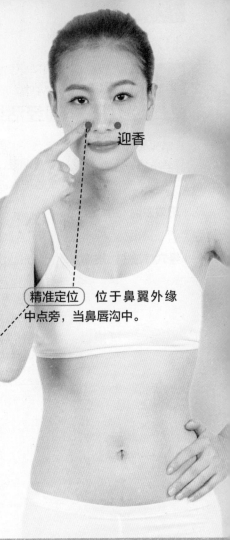

LI20

迎香

鼻子健康嗅觉好

迎香穴为大肠经重要穴位之一，脉气直通鼻窍，是治疗各种鼻部疾患的要穴；此穴为手、足阳明经的交会穴，可通调两经经气，是治疗各种颜面疾患的要穴。

| **功效主治** | 祛风通窍，理气止痛；主治鼻塞、鼻出血、鼻炎、口眼歪斜、面部水肿等病症。

| **经穴疗法** | ①按摩：用中指指腹揉按迎香穴100次，以局部皮肤潮红为度。
②刮痧：用角刮法刮拭迎香穴3分钟，力度宜轻，可不出痧。
③艾灸：用艾条回旋灸迎香穴10分钟，以皮肤温热而无灼痛感为度。

(精准定位) 位于鼻翼外缘中点旁，当鼻唇沟中。

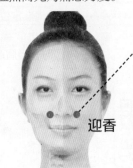

迎香

迎香

老中医临床经验

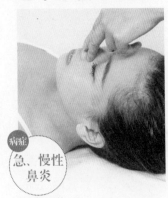

病症
急、慢性鼻炎

| **最佳疗法** | 按摩或刮痧

| **穴位配方** | 迎香配印堂、合谷

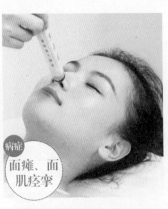

病症
面瘫、面肌痉挛

| **最佳疗法** | 艾灸

| **穴位配方** | 迎香配四白、地仓、阳白

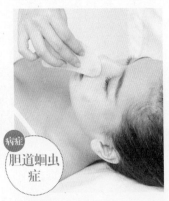

病症
胆道蛔虫症

| **最佳疗法** | 刮痧

| **穴位配方** | 迎香配丘墟、阳陵泉

足阳明胃经起于眼眶下的承泣穴，从头走足，行于面前部，至胸部，行于任脉旁4寸，走腹部，行于脐旁2寸，经下肢外侧前沿，止于足次趾的外侧甲角旁的厉兑穴，在此跟足太阴脾经交会。

头维
承泣
下关
四白
巨髎
地仓
颊车
大迎
人迎
水突
气舍
缺盆
气户
库房
屋翳
膺窗
乳中
乳根
不容
承满
梁门
关门
太乙
滑肉门
天枢
外陵
大巨
水道
归来
气冲
髀关
伏兔
阴市
梁丘
犊鼻
足三里
上巨虚
条口
丰隆
下巨虚
解溪
冲阳
陷谷
内庭
厉兑

对应病症

消化系统、神经系统、呼吸系统、循环系统的某些病症和咽喉、头面、口、牙、鼻等器官病症，以及本经脉所经过部位之病症。

ST2

四白
明目护眼又养颜

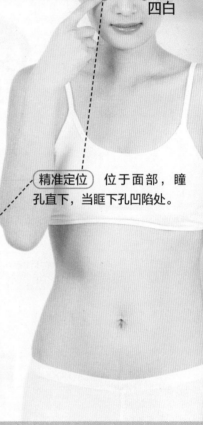

四白

四白穴是胃经重要穴位之一。刺激四白穴能对眼部起到很好的保健作用，还能促进脸部血液循环，使皮肤自然，变得红润光泽。

| **功效主治** | 祛风明目，通经活络；主治目赤肿痛、白内障、近视、口眼歪斜等病症。

| **经穴疗法** | ①**按摩**：用食指指腹揉按四白穴60～100次，以局部皮肤潮红为度。
②**刮痧**：用刮痧板的角部由内向外刮拭四白穴30次，力度宜轻，可不出痧。
③**艾灸**：用艾条温和灸四白穴5～10分钟，以皮肤温热而无灼痛感为度。

精准定位 位于面部，瞳孔直下，当眶下孔凹陷处。

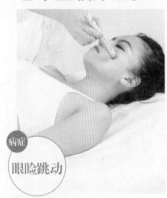

四白

老中医临床经验

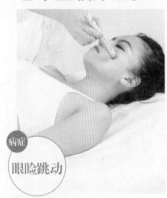

病症
眼睑跳动

| **最佳疗法** | 艾灸

| **穴位配方** | 四白配合谷、太冲

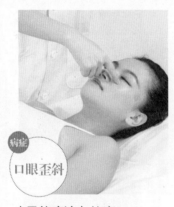

病症
口眼歪斜

| **最佳疗法** | 按摩

| **穴位配方** | 四白配颊车、攒竹、太阳

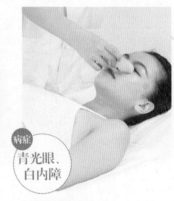

病症
青光眼、白内障

| **最佳疗法** | 刮痧

| **穴位配方** | 四白配丰隆、太白

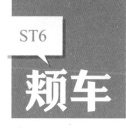

ST6

颊车

祛除胃火治牙痛

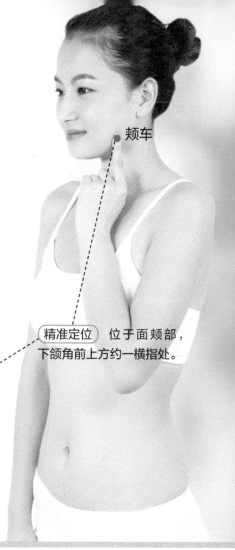

颊车

颊车穴为胃经重要穴位之一。人身之火，唯胃火最旺。胃火牙痛是指下牙痛，多是胃火通过足阳明胃经转入牙齿所致。指压此穴对于速止下牙痛非常有效。

| **功效主治** | 祛风清热，开关通络；主治下颌关节炎、咀嚼肌痉挛、面神经麻痹等病症。

| **经穴疗法** | ①**按摩**：用拇指指腹揉按颊车穴100～200次，以局部有酸胀感为宜。
②**刮痧**：用角刮法刮拭颊车穴30次，力度轻柔，可不出痧。
③**艾灸**：用艾条温和灸颊车穴10～15分钟，以皮肤温热潮红为度。

（**精准定位**） 位于面颊部，下颌角前上方约一横指处。

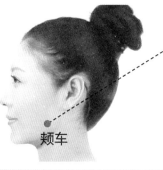

颊车

老中医临床经验

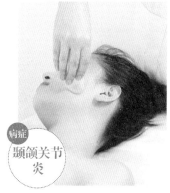

病症
颞颌关节炎

| **最佳疗法** | 刮痧或按摩
| **穴位配方** | 颊车配听宫、翳风、合谷

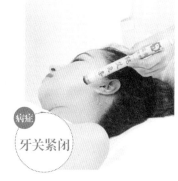

病症
牙关紧闭

| **最佳疗法** | 艾灸
| **穴位配方** | 颊车配合谷、外关

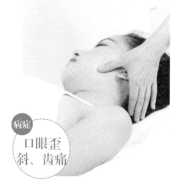

病症
口眼歪斜、齿痛

| **最佳疗法** | 按摩
| **穴位配方** | 颊车配地仓、合谷、阳白、攒竹

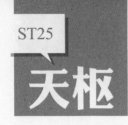

ST25

天枢

腹泻便秘双向调

天枢穴属于足阳明胃经，是手阳明大肠经募穴，升降清浊之枢纽。大肠功能出现问题，天枢穴处有痛感。刺激天枢穴可改善肠腑功能，善治便秘、腹泻。

| 功效主治 | 调中和胃，理气健脾；主治便秘、消化不良、腹泻、痢疾等病症。

| 经穴疗法 | ①**按摩**：用拇指指腹揉按天枢穴1～3分钟，以局部有酸胀感为度。

②**艾灸**：用艾条回旋灸天枢穴10分钟，以皮肤温热而无灼痛感为度。

③**拔罐**：将气罐吸附在天枢穴上，留罐10分钟，以局部皮肤潮红为度。

精准定位 位于腹中部，距脐中2寸。

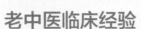

天枢

天枢

老中医临床经验

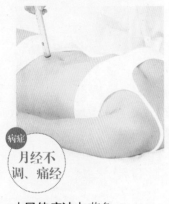

病症 月经不调、痛经

| 最佳疗法 | 艾灸

| 穴位配方 | 天枢配中极、三阴交、太冲

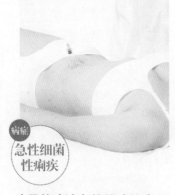

病症 急性细菌性痢疾

| 最佳疗法 | 拔罐或按摩

| 穴位配方 | 天枢配上巨虚

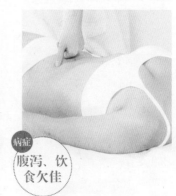

病症 腹泻、饮食欠佳

| 最佳疗法 | 按摩

| 穴位配方 | 天枢配足三里

ST29

归来

男科妇科皆可调

归来穴为胃经重要穴位之一，穴主男子睾丸上缩，女子子宫脱出诸症。经常刺激归来穴能有效治疗各种男科、妇科病症。

| **功效主治** | 调经止带，活血化瘀；主治疝气、阳痿、月经不调、腹痛等病症。

| **经穴疗法** | ①**按摩**：用食指、中指指腹揉按归来穴3~5分钟，以局部有酸胀感为度。
②**艾灸**：用艾条雀啄灸归来穴5~10分钟，以皮肤温热而无灼痛感为度。
③**刮痧**：用面刮法刮拭归来穴2分钟，力度轻柔，可不出痧。

（**精准定位**）位于腹部，当脐下4寸，距前正中线2寸。

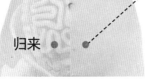

归来

归来

老中医临床经验

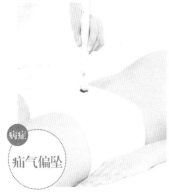

病症
疝气偏坠

| **最佳疗法** | 艾灸
| **穴位配方** | 归来配太冲

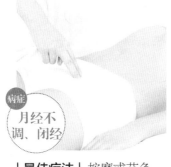

病症
月经不调、闭经

| **最佳疗法** | 按摩或艾灸
| **穴位配方** | 归来配三阴交

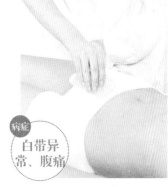

病症
白带异常、腹痛

| **最佳疗法** | 刮痧
| **穴位配方** | 归来配天枢、中极

足三里

常按胜吃老母鸡

足三里穴是胃经的主要穴位之一，为胃经之合穴，是所有穴位中最具养生保健价值的穴位，经常按摩该穴，对于抗衰老、延年益寿大有裨益。

| 功效主治 | 健脾和胃，扶正培元；主治消化不良、呕吐、腹胀、肠鸣等病症。

| 经穴疗法 | ①按摩：用拇指指腹推按足三里穴1~3分钟，以局部有酸胀感为宜。

②刮痧：用面刮法刮拭足三里穴1~3分钟，以潮红、发热为度。

③艾灸：用艾条温和灸足三里穴5~10分钟，以热感循经传导、气至病所为佳。

足三里

足三里

精准定位 位于小腿前外侧，当犊鼻下3寸，距胫骨前缘一横指（中指）。

老中医临床经验

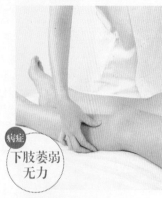

病症 下肢萎弱无力

| 最佳疗法 | 按摩或艾灸

| 穴位配方 | 足三里配冲阳、飞扬、复溜、完骨

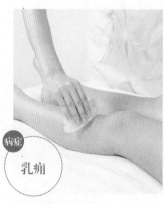

病症 乳痈

| 最佳疗法 | 刮痧

| 穴位配方 | 足三里配梁丘、期门、内关、肩井

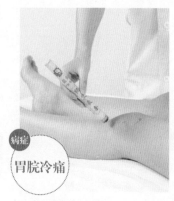

病症 胃脘冷痛

| 最佳疗法 | 艾灸

| 穴位配方 | 足三里配脾俞、气海、肾俞、中脘

ST37

上巨虚

肠胃健康不生病

上巨虚穴属足阳明胃经，为大肠之下合穴。中医有"合治内腑"之说，故本穴可以调和肠胃，治疗令女性闻之色变的胃肠病症。

| **功效主治** | 调和肠胃，通经活络；主治腹痛、腹泻、便秘、下肢痿痹等病症。

| **经穴疗法** | ①**按摩**：用拇指指腹推按上巨虚穴1～3分钟，以局部有酸胀感为宜。
②**刮痧**：用面刮法从上往下刮拭上巨虚穴1～3分钟，以潮红、发热为度。
③**艾灸**：用艾条雀啄灸上巨虚穴5～10分钟，以热感循经传导、气至病所为佳。

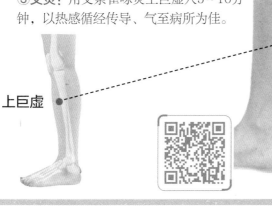

上巨虚

上巨虚

（**精准定位**）位于小腿前外侧，当犊鼻下6寸，距胫骨前缘一横指（中指）。

老中医临床经验

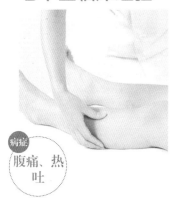

病症 腹痛、热吐

| **最佳疗法** | 按摩或刮痧
| **穴位配方** | 上巨虚配胃俞、脾俞、足三里

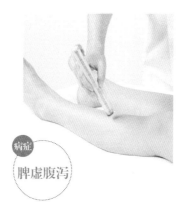

病症 脾虚腹泻

| **最佳疗法** | 艾灸
| **穴位配方** | 上巨虚配脾俞、天枢、气海

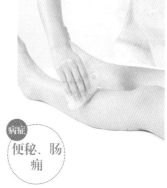

病症 便秘、肠痛

| **最佳疗法** | 刮痧
| **穴位配方** | 上巨虚配天枢、脾俞、大肠俞

内庭

清火解毒治牙痛

内庭穴属足阳明胃经，为胃经之荥穴，是热证、上火的克星，对胃火引起的牙痛、咽喉肿痛、口臭等热性病症有良好的疗效。

| 功效主治 | 清胃泻火，理气止痛；主治口臭、胃热上冲、腹胀、小便出血、耳鸣等病症。

| 经穴疗法 | ①按摩：用拇指指尖点按内庭穴2～3分钟，以局部有酸痛感为宜。
②刮痧：用角刮法刮拭内庭穴1～3分钟，以出痧为度。
③艾灸：用艾条悬灸法灸治内庭穴5～10分钟，以皮肤温热而无灼痛感为度。

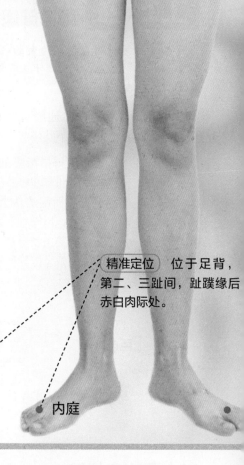

精准定位 位于足背，第二、三趾间，趾蹼缘后赤白肉际处。

内庭　　内庭

老中医临床经验

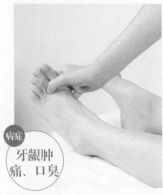

病症 牙龈肿痛、口臭

| 最佳疗法 | 按摩或刮痧

| 穴位配方 | 内庭配合谷、颊车、下关

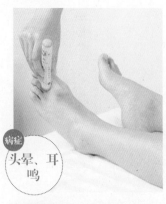

病症 头晕、耳鸣

| 最佳疗法 | 艾灸

| 穴位配方 | 内庭配太阳、头维、肾俞

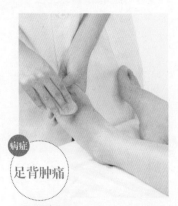

病症 足背肿痛

| 最佳疗法 | 刮痧

| 穴位配方 | 内庭配昆仑、太溪、解溪

足太阴脾经起于足大趾内侧端隐白穴，沿内侧赤白肉际上行，过内踝的前缘，沿小腿内侧正中线上行，在内踝上8寸处，交出足厥阴肝经之前，上行沿大腿内侧前缘，进入腹部，向上穿过膈肌，沿食管两旁，连舌本，散舌下。其分支从胃别出，上行通过膈肌，注入心中，经气于此与手少阴心经相接。

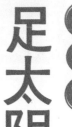

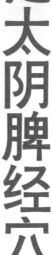

周荣
胸乡
天溪
食窦

腹哀
大横
腹结

府舍
冲门

箕门

血海

阴陵泉
地机

漏谷

三阴交

商丘
公孙　太白
大都
隐白

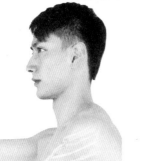

大包

对应病症

胃脘痛、嗳气、腹胀、便溏、黄疸、身重无力、下肢内侧肿胀、足大趾运动障碍及经脉循行部位的其他病症。

SP6

三阴交

善治妇科功效多

三阴交穴属足太阴脾经，十总穴之一。平时常按三阴交穴，可以治疗全身多种不适与病症，尤其对妇科病症有良好的治疗效果，亦有安神之效，可帮助睡眠。

|功效主治| 健脾胃，益肝肾，调经带；主治月经不调、痛经、腹痛、泄泻、水肿等病症。

|经穴疗法| ①按摩：用拇指指腹揉按三阴交穴100次，以局部有酸胀感为宜。
②艾灸：用艾条温和灸三阴交穴5～20分钟，以热感循经传导、气至病所为佳。
③拔罐：将气罐吸附在三阴交穴上，留罐10分钟，以局部皮肤充血为度。

精准定位 位于小腿内，当足内踝尖上3寸，胫骨缘后方。

三阴交

三阴交

老中医临床经验

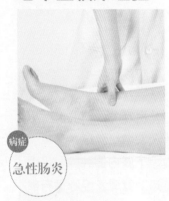

病症
急性肠炎

|最佳疗法| 按摩
|穴位配方| 三阴交配天枢、合谷

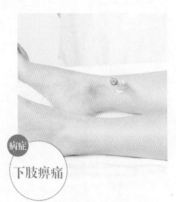

病症
下肢痹痛

|最佳疗法| 拔罐
|穴位配方| 三阴交配承山、委中

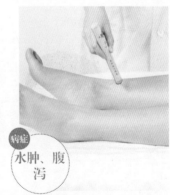

病症
水肿、腹泻

|最佳疗法| 艾灸
|穴位配方| 三阴交配天枢、复溜

SP8

地机

揉揉按按降血糖

地机穴属足太阴脾经，本穴出现压痛多提示有胰腺疾患。刺激地机穴能促进胰岛素分泌，控制血糖平衡，对改善糖尿病有良好的效果。

| **功效主治** | 健脾渗湿，调经止带；主治糖尿病、泄泻、水肿、小便不利、痛经等病症。

| **经穴疗法** | ①**按摩**：用拇指指腹揉按地机穴100～200次，以局部有酸胀感为宜。
②**艾灸**：用艾条温和灸地机穴5～20分钟，以皮肤温热而无灼痛感为度。
③**刮痧**：用面刮法从上而下刮拭地机穴30次，力度微重，以出痧为度。

地机

（**精准定位**）位于小腿内侧，当内踝尖与阴陵泉的连线上，阴陵泉下3寸。

地机

老中医临床经验

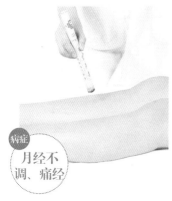

病症 月经不调、痛经

| **最佳疗法** | 艾灸

| **穴位配方** | 地机配血海、中极

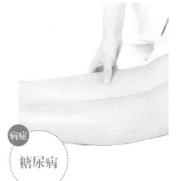

病症 糖尿病

| **最佳疗法** | 按摩

| **穴位配方** | 地机配公孙、三阴交

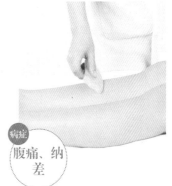

病症 腹痛、纳差

| **最佳疗法** | 刮痧

| **穴位配方** | 地机配脾俞、胃俞、中脘

SP9

阴陵泉
调节脾肾利水湿

阴陵泉穴属足太阴脾经，为脾经之合穴，善于调节脾肾的功能。脾肾虚弱，则水液疏泄无力，滞留体内，易发水肿。刺激本穴可健脾肾、利水湿。

| 功效主治 | 清利湿热，健脾理气，益肾调经；主治腹痛、泄泻、小便不利、水肿等病症。

| 经穴疗法 | ①按摩：用拇指指腹揉按阴陵泉穴100~200次，以局部有酸胀感为宜。
②艾灸：用艾条温和灸阴陵泉穴5~20分钟，以皮肤温热而无灼痛感为度。
③拔罐：将气罐吸附在阴陵泉穴上，留罐10分钟，以局部皮肤充血为度。

阴陵泉

阴陵泉

精准定位 位于小腿内侧，当胫骨内侧髁后下方凹陷处。

老中医临床经验

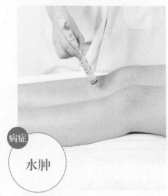

病症

水肿

| 最佳疗法 | 艾灸

| 穴位配方 | 阴陵泉配水分、复溜

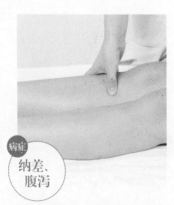

病症

纳差、腹泻

| 最佳疗法 | 按摩

| 穴位配方 | 阴陵泉配脾俞、中脘

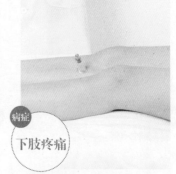

病症

下肢疼痛

| 最佳疗法 | 拔罐

| 穴位配方 | 阴陵泉配承山、委中

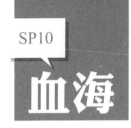

SP10

血海

调经统血治膝痛

血海穴为脾经的主要穴位之一，脾经所生之血在此聚集。经常刺激血海穴有运化脾血的作用，临床上主要用于配合治疗妇科病、血热性皮肤病等病症。

| **功效主治** | 调经统血，健脾化湿；主治崩漏、痛经、湿疹、膝痛、月经不调等病症。

| **经穴疗法** | ①**按摩**：用拇指指腹揉按血海穴100次，以局部有酸胀感为宜。
②**艾灸**：用艾条温和灸血海穴20分钟，以皮肤温热而无灼痛感为度。
③**刮痧**：用面刮法从上而下刮拭血海穴30次，力度微重，以出痧为度。

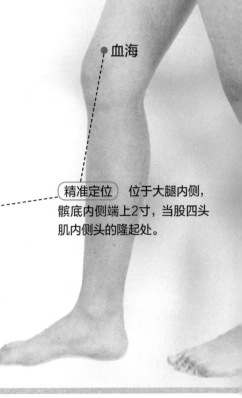

●血海

（**精准定位**）位于大腿内侧，髌底内侧端上2寸，当股四头肌内侧头的隆起处。

●血海

老中医临床经验

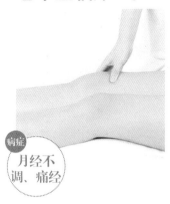

（**病症**）
月经不调、痛经

| **最佳疗法** | 按摩或刮痧
| **穴位配方** | 血海配带脉、肝俞、中极

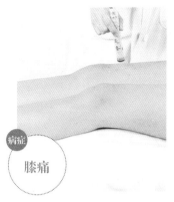

（**病症**）
膝痛

| **最佳疗法** | 艾灸
| **穴位配方** | 血海配犊鼻、阴陵泉、阳陵泉

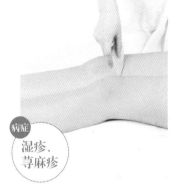

（**病症**）
湿疹、荨麻疹

| **最佳疗法** | 刮痧
| **穴位配方** | 血海配合谷、曲池、三阴交

SP21

大包

体倦乏力找大包

大包穴为脾经的主要穴位之一，是脾之大络，总统阴阳诸经。若脾虚，则神疲体倦、四肢无力。刺激该穴可以调节脾的气血，旺盛脾的运化，有效缓解疲劳。

| 功效主治 | 止痛安神，止咳平喘；主治胸胁胀痛、咳喘、全身乏力酸痛等病症。

| 经穴疗法 | ①按摩：用拇指指腹揉按大包穴100次，每天坚持，能够治疗胸胁胀痛。
②艾灸：用艾条温和灸大包穴20分钟，每日一次，可改善全身乏力酸痛。
③刮痧：用角刮法刮拭大包穴30次，以潮红出痧为度。

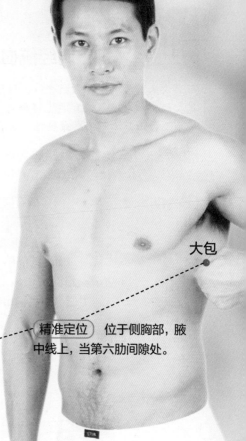

大包

精准定位 位于侧胸部，腋中线上，当第六肋间隙处。

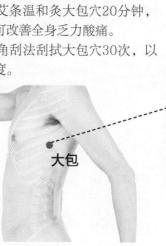

大包

老中医临床经验

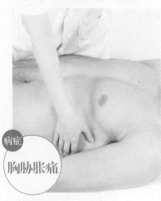

病症
胸胁胀痛

| 最佳疗法 | 按摩
| 穴位配方 | 大包配阳辅、足临泣

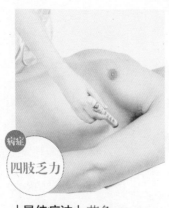

病症
四肢乏力

| 最佳疗法 | 艾灸
| 穴位配方 | 大包配足三里

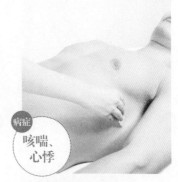

病症
咳喘、心悸

| 最佳疗法 | 刮痧
| 穴位配方 | 大包配肺俞、心俞、太渊

手少阴心经起于心中，出属心系，内行主干向下穿过膈肌，联络小肠；外行主干，从心系上肺，斜出腋下，沿上臂内侧后缘，过肘中，经掌后锐骨端，进入掌中，沿小指桡侧至末端，经气于少冲穴处与手太阳小肠经相接。

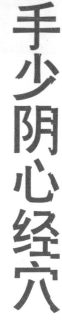

极泉

青灵

少海

灵道

阴郄

通里

少府

神门

少冲

对应病症

心痛、心悸、胸闷、口渴、咽干、胸胁痛、盗汗、失眠、目黄、手心热以及心经循行部位的其他病症。

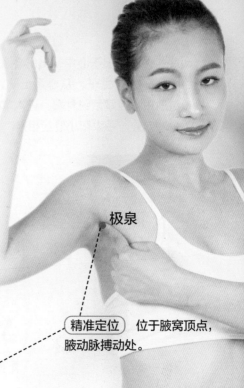

HT1
极泉
平复心率调气血

极泉穴为手少阴心经第一穴。人在遇突发事件或劳累时会出现心跳加速、胸闷等不适，弹拨腋下极泉穴能宽胸理气、畅通气血，使不适很快缓解并消失。

| **功效主治** | 通络强心，清泻心火；主治心痛、咽干、胁肋疼痛、肩臂疼痛等病症。

| **经穴疗法** | ①**按摩**：用拇指指腹按压极泉穴片刻后松开，反复10次，以局部有酸胀感为宜。
②**艾灸**：用艾条温和灸极泉穴5~20分钟，以皮肤温热而无灼痛感为度。
③**刮痧**：用角刮法刮拭极泉穴3~5分钟，以潮红为度。

(**精准定位**) 位于腋窝顶点，腋动脉搏动处。

极泉

极泉

老中医临床经验

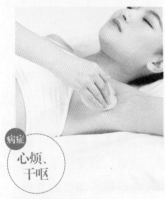

病症
心烦、干呕

| **最佳疗法** | 刮痧
| **穴位配方** | 极泉配膈俞、内关、合谷

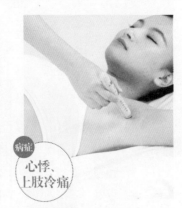

病症
心悸、上肢冷痛

| **最佳疗法** | 艾灸
| **穴位配方** | 极泉配肩髃、手三里、心俞

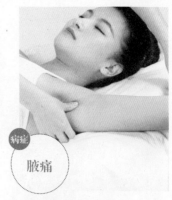

病症
腋痛

| **最佳疗法** | 按摩
| **穴位配方** | 极泉配少海

HT3

少海 祛除心火定神志

少海穴属手少阴心经，心主血脉，该穴为心经合穴，是脉气汇聚之处。刺激本穴能祛除心火，平复了心火，睡眠恢复正常，人的精神才会健康。

| **功效主治** | 理气通络，益心安神；主治前臂麻木、心痛、健忘、失眠等病症。

| **经穴疗法** | ①**按摩**：用拇指指端掐揉少海穴1~2分钟，以局部有酸痛感为宜。
②**艾灸**：用艾条温和灸少海穴5~20分钟，以热感循经传导、气至病所为佳。
③**刮痧**：用角刮法刮拭少海穴3~5分钟，以出痧为度。

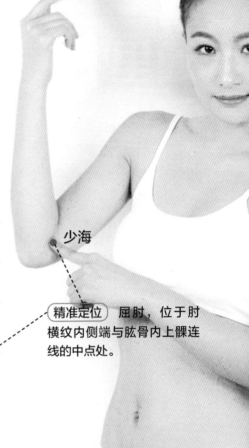

少海

（**精准定位**） 屈肘，位于肘横纹内侧端与肱骨内上髁连线的中点处。

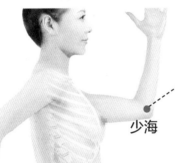

少海

老中医临床经验

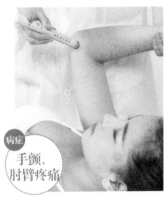

病症
手颤、肘臂疼痛

| **最佳疗法** | 艾灸或按摩

| **穴位配方** | 少海配后溪

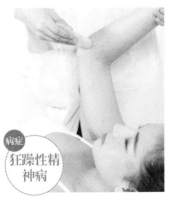

病症
狂躁性精神病

| **最佳疗法** | 刮痧

| **穴位配方** | 少海配间使、神门

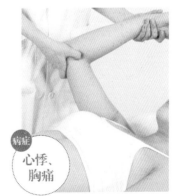

病症
心悸、胸痛

| **最佳疗法** | 按摩

| **穴位配方** | 少海配内关、心俞

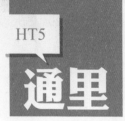

HT5

通里

清热安神治失语

通里穴属手少阴心经，是心经之络穴。平时受到惊吓或情绪不宁，掐按该穴能安神镇惊。通里穴还有开心窍的功效，可以治疗暂时性失语。

| **功效主治** | 清心安神，通经活络；主治心悸、失眠、失语、心痛、前臂麻木等病症。

| **经穴疗法** | ①按摩：用拇指指腹揉按通里穴1~3分钟，以局部有酸胀感为宜。
②艾灸：用艾条温和灸通里穴5~20分钟，以皮肤温热而无灼痛感为度。
③刮痧：用角刮法刮拭通里穴3~5分钟，以出痧为度。

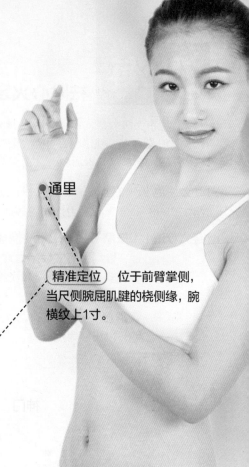

● 通里

精准定位　位于前臂掌侧，当尺侧腕屈肌腱的桡侧缘，腕横纹上1寸。

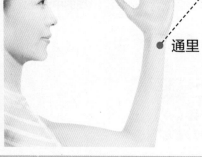

● 通里

老中医临床经验

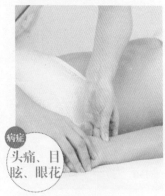

病症
头痛、目眩、眼花

| **最佳疗法** | 按摩

| **穴位配方** | 通里配太阳、风池

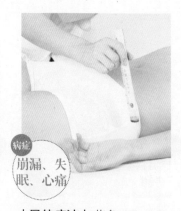

病症
崩漏、失眠、心痛

| **最佳疗法** | 艾灸

| **穴位配方** | 通里配百会、神门、中极

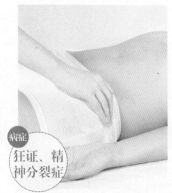

病症
狂证、精神分裂症

| **最佳疗法** | 刮痧

| **穴位配方** | 通里配腕谷

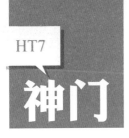

HT7

神门

宁心安神治失眠

神门穴属手少阴心经，心藏神、主神明，该穴是心经的原穴，是神气出入的门户。刺激神门穴不久便会有困倦感，对治疗失眠有良好效果。

| **功效主治** | 宁心安神；主治失眠、健忘、怔忡、心烦、心悸、痴呆等病症。

| **经穴疗法** | ①**按摩**：用拇指弹拨神门穴30次，以有酸胀感为宜。
②**艾灸**：用艾条温和灸神门穴5～20分钟，以皮肤温热而无灼痛感为度。
③**刮痧**：用角刮法刮拭神门穴3～5分钟，以出痧为度。

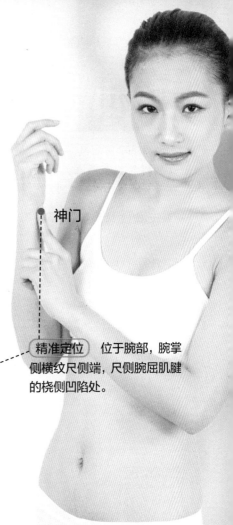

神门

精准定位 位于腕部，腕掌侧横纹尺侧端，尺侧腕屈肌腱的桡侧凹陷处。

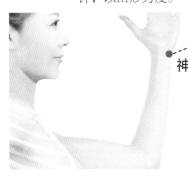

神门

老中医临床经验

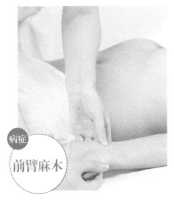

病症
前臂麻木

| **最佳疗法** | 按摩或艾灸
| **穴位配方** | 神门配列缺、肘髎

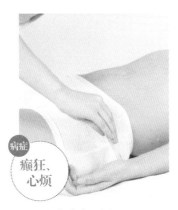

病症
癫狂、心烦

| **最佳疗法** | 刮痧
| **穴位配方** | 神门配内关、曲池

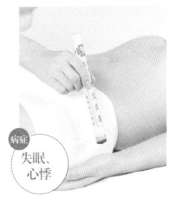

病症
失眠、心悸

| **最佳疗法** | 艾灸
| **穴位配方** | 神门配内关、心俞

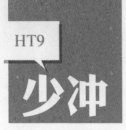

HT9 少冲

醒神开窍解疲劳

少冲穴属手少阴心经，为心经之井穴，常用于治疗脏腑疾患以及热病癫狂、昏迷等心神发生混乱的急性病。经常按摩此穴，还可以减轻疲劳引起的头痛。

| **功效主治** | 清热熄风，醒神开窍；主治心悸、心痛、胸胁痛、癫狂、昏迷等病症。

| **经穴疗法** | ①按摩：用拇指指尖用力掐揉少冲穴1～2分钟，以局部有刺痛感为宜。
②艾灸：用艾炷直接灸少冲穴5分钟，以皮肤温热而无灼痛感为度。
③刮痧：用角刮法刮拭少冲穴3～5分钟，以潮红、出痧为度。

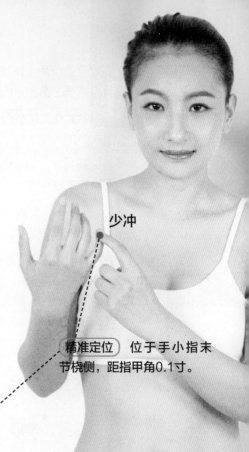

少冲

精准定位 位于手小指末节桡侧，距指甲角0.1寸。

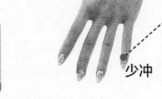

少冲

老中医临床经验

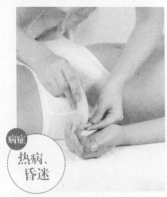

病症 热病、昏迷

| **最佳疗法** | 刮痧
| **穴位配方** | 少冲配太冲、中冲、大椎

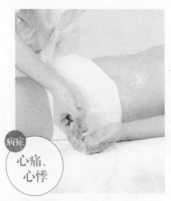

病症 心痛、心悸

| **最佳疗法** | 按摩或艾灸
| **穴位配方** | 少冲配心俞、内关

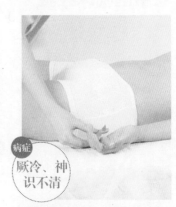

病症 厥冷、神识不清

| **最佳疗法** | 艾灸
| **穴位配方** | 少冲配百会、人中

第六节 手太阳小肠经穴

手太阳小肠经起于手小指尺侧端少泽穴，沿手背、上肢外侧后缘，过肘部，到肩关节后面，绕肩胛部，左右交会并与督脉在大椎穴处相会，前行入缺盆，深入体腔，络心，沿食管，穿过膈肌，到达胃部，下行，至小肠。其分支从面颊部分出，向上行于眼下，至目内眦，经气于睛明穴与足太阳膀胱经相接。

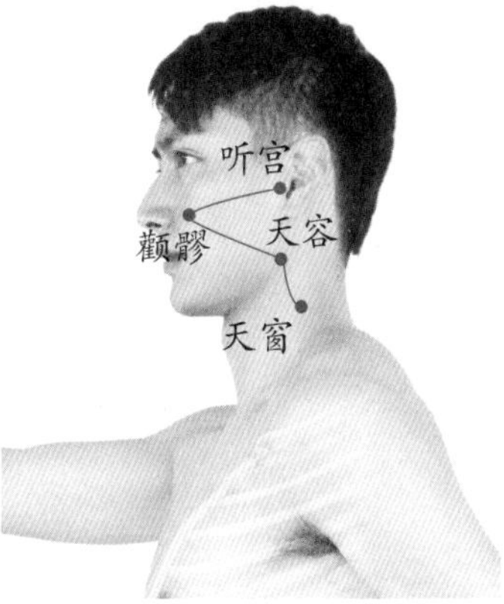

听宫
颧髎
天容
天窗

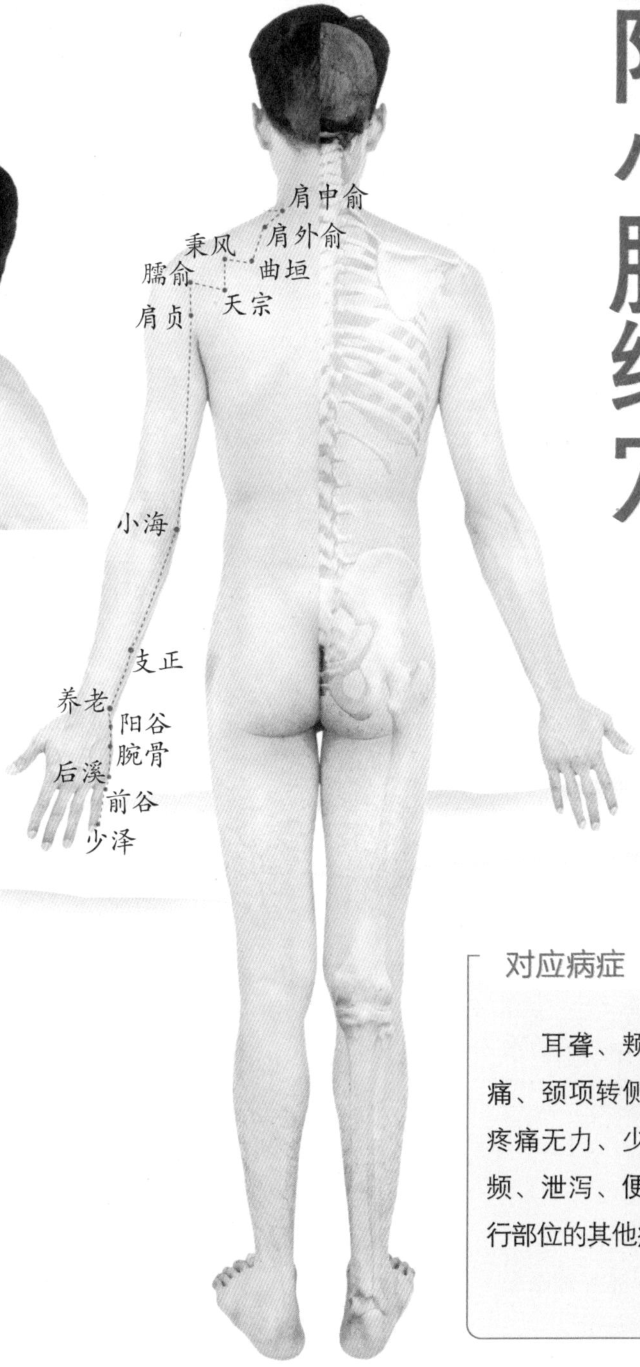

肩中俞
肩外俞
秉风
曲垣
臑俞
天宗
肩贞
小海
支正
养老
阳谷
腕骨
后溪
前谷
少泽

对应病症

耳聋、颊肿、咽喉肿痛、颈项转侧不利、肩臂疼痛无力、少腹胀痛、尿频、泄泻、便秘及经脉循行部位的其他病症。

少泽

益气通乳治热证

少泽穴属手太阳小肠经，为小肠经之井穴，善治热症。咽喉痛、发热、牙肿，点刺滴一滴血就可缓解。另外，适当刺激本穴能改善孕妇产后缺乳状况。

| **功效主治** | 清热利咽，通乳开窍；主治脑卒中昏迷、热病、咽喉肿痛、产后缺乳等病症。

| **经穴疗法** | ①**按摩**：用拇指指尖掐按少泽穴1分钟，以局部有酸痛感为宜。
②**艾灸**：用艾条雀啄灸少泽穴5～20分钟，以皮肤温热而无灼痛感为度。
③**刮痧**：用角刮法刮拭少泽穴3～5分钟，以潮红、出痧为度。

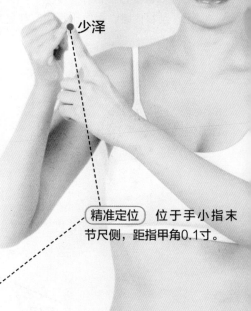

少泽

（**精准定位**） 位于手小指末节尺侧，距指甲角0.1寸。

少泽

老中医临床经验

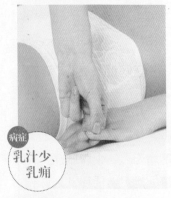

病症 乳汁少、乳痛

| **最佳疗法** | 按摩或刮痧

| **穴位配方** | 少泽配膻中、乳根

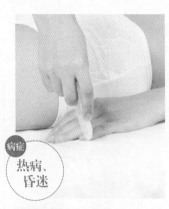

病症 热病、昏迷

| **最佳疗法** | 刮痧

| **穴位配方** | 少泽配少冲、百会

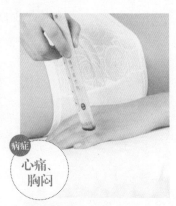

病症 心痛、胸闷

| **最佳疗法** | 艾灸

| **穴位配方** | 少泽配膻中、太渊、心俞

SI3

后溪

腰颈不适疗效好

后溪穴为小肠经之输穴，又是八脉交会穴（通于督脉），能通经络、正脊柱，经常刺激后溪穴，能有效地防治颈、腰椎病。

| **功效主治** | 清心宁神，舒筋活络；主治落枕、颈项强痛、鼻塞等病症。

| **经穴疗法** | ①按摩：用拇指指端掐按后溪穴1～2分钟，以局部有酸胀感为宜。
②艾灸：用艾条温和灸后溪穴5～20分钟，以皮肤温热而无灼痛感为度。
③刮痧：用角刮法刮拭后溪穴3～5分钟，以潮红、出痧为度。

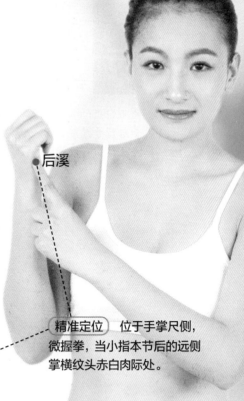

后溪

精准定位 位于手掌尺侧，微握拳，当小指本节后的远侧掌横纹头赤白肉际处。

后溪

老中医临床经验

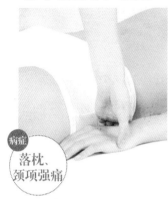

病症
落枕、
颈项强痛

| **最佳疗法** | 按摩或刮痧
| **穴位配方** | 后溪配列缺、大椎、肩井

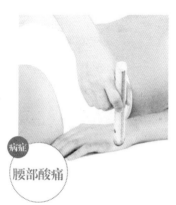

病症
腰部酸痛

| **最佳疗法** | 艾灸
| **穴位配方** | 后溪配肾俞、腰阳关

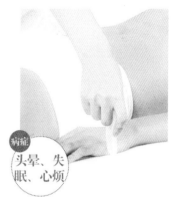

病症
头晕、失眠、心烦

| **最佳疗法** | 刮痧或按摩
| **穴位配方** | 后溪配百会、神门

SI8

小海

清热护龈疗臂痛

小海穴是手太阳经上的常用腧穴之一，应用范围比较广泛，可用于治疗牙龈肿痛、牙龈流血等病症，对于上肢运动系统疾患亦有较好的防治作用。

| 功效主治 | 清热止痛，安神定志；主治前臂疼痛、颊肿、牙痛、高尔夫球肘等病症。

| 经穴疗法 | ①按摩：用拇指指端揉按小海穴100～200次，以局部有酸胀感为宜。
②艾灸：用艾条温和灸小海穴5～20分钟，以热感循经传导、气至病所为佳。
③刮痧：用刮痧板角部刮拭小海穴3～5分钟，以潮红、出痧为度。

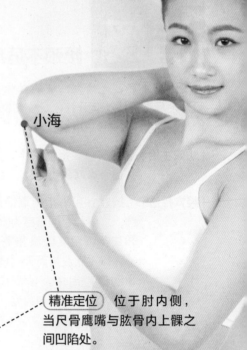

小海

精准定位 位于肘内侧，当尺骨鹰嘴与肱骨内上髁之间凹陷处。

小海

老中医临床经验

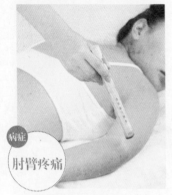

病症
肘臂疼痛

| 最佳疗法 | 艾灸或按摩
| 穴位配方 | 小海配曲池、臂臑

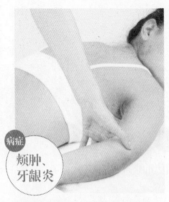

病症
颊肿、牙龈炎

| 最佳疗法 | 按摩或刮痧
| 穴位配方 | 小海配合谷、颊车

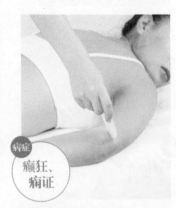

病症
癫狂、痫证

| 最佳疗法 | 刮痧
| 穴位配方 | 小海配风池、大椎

SI11

天宗

颈肩病症寻天宗

天宗穴是手太阳小肠经常用的腧穴之一，刺激此穴会产生强烈的酸胀感，可以放松整个颈项、肩部的肌肉，使疼痛感明显减轻，或使肩颈部活动自如。

| **功效主治** | 理气消肿，舒筋活络；主治肩周围关节炎、乳腺炎、胸痛、气喘等病症。

| **经穴疗法** | ①**按摩**：用拇指指腹揉按天宗穴100～200次，以局部有酸胀感为宜。
②**艾灸**：用艾条温和灸天宗穴5～20分钟，以皮肤温热而无灼痛感为度。
③**刮痧**：用面刮法从上向下刮拭天宗穴3～5分钟，以出痧为度。

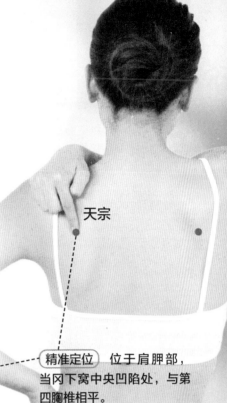

天宗

精准定位 位于肩胛部，当冈下窝中央凹陷处，与第四胸椎相平。

天宗

老中医临床经验

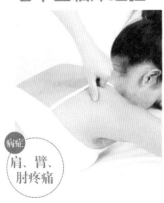

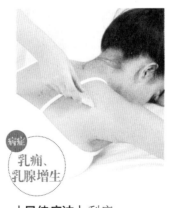

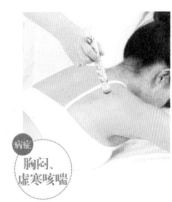

病症 肩、臂、肘疼痛

| **最佳疗法** | 按摩或艾灸
| **穴位配方** | 天宗配臑会、手三里

病症 乳痛、乳腺增生

| **最佳疗法** | 刮痧
| **穴位配方** | 天宗配膻中、乳根

病症 胸闷、虚寒咳喘

| **最佳疗法** | 艾灸或按摩
| **穴位配方** | 天宗配肺俞、中府、膻中

SI15

肩中俞 宽胸理气利颈肩

肩中俞穴是手太阳小肠经常用的腧穴之一，内部为胸腔，故能缓解各种原因引起的胸部不适。同时，对于颈肩运动系统疾患亦有较好的防治作用。

| **功效主治** | 解表宣肺，舒筋活络；主治颈项强痛、咳嗽、气喘等病症。

| **经穴疗法** | ①**按摩**：用拇指指端揉按肩中俞穴100次，以局部有酸胀感为宜。
②**艾灸**：用艾条温和灸肩中俞穴5～20分钟，以皮肤温热而无灼痛感为度。
③**刮痧**：用面刮法刮拭肩中俞穴1～3分钟，力度稍重，以出痧为度。

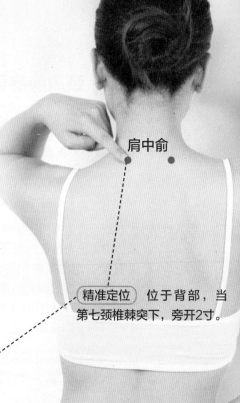

肩中俞

肩中俞

(**精准定位**) 位于背部，当第七颈椎棘突下，旁开2寸。

老中医临床经验

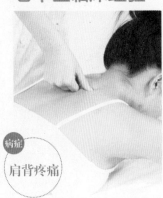

病症
肩背疼痛

| **最佳疗法** | 按摩或刮痧
| **穴位配方** | 肩中俞配肩外俞、肩井

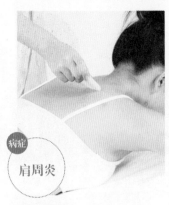

病症
肩周炎

| **最佳疗法** | 刮痧或按摩
| **穴位配方** | 肩中俞配肩髎、外关

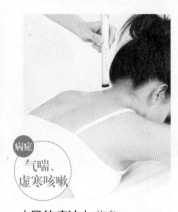

病症
气喘、虚寒咳嗽

| **最佳疗法** | 艾灸
| **穴位配方** | 肩中俞配肺俞、肾俞、膻中

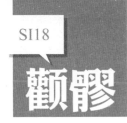

SI18

颧髎 美容养颜疗面痛

颧髎穴是手太阳小肠经常用的腧穴之一,能够调和气血,增强面部肌肉力量,保持肌肤光洁柔润有活力,对多种因素引起的面部疼痛、过敏均有良好的疗效。

| **功效主治** | 祛风镇痉,清热消肿;主治面肌痉挛、口眼歪斜、面肿等病症。

| **经穴疗法** | ①按摩:用拇指指腹揉按颧髎穴100~200次,以有酸胀感为宜。
②艾灸:用艾条雀啄灸颧髎穴5~20分钟,以皮肤温热而无灼痛感为度。
③刮痧:用角刮法刮拭颧髎穴1~3分钟,以潮红为度。

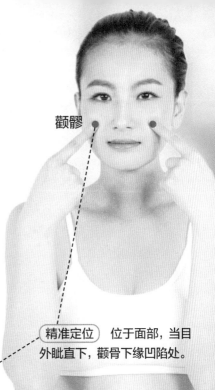

颧髎

(**精准定位**) 位于面部,当目外眦直下,颧骨下缘凹陷处。

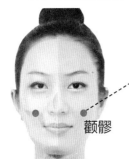

颧髎

老中医临床经验

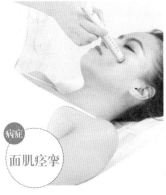

病症
面肌痉挛

| **最佳疗法** | 艾灸或按摩

| **穴位配方** | 颧髎配肝俞、太冲

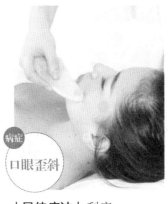

病症
口眼歪斜

| **最佳疗法** | 刮痧

| **穴位配方** | 颧髎配肝俞、下关、颊车

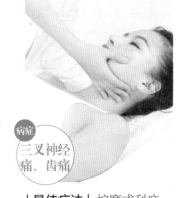

病症
三叉神经痛、齿痛

| **最佳疗法** | 按摩或刮痧

| **穴位配方** | 颧髎配翳风、合谷

SI19

听宫

耳部疾患取听宫

听宫穴是手太阳小肠经常用的腧穴之一。若该穴处有明显压痛感，说明您的听力可能已经受到了损害。经常刺激本穴，能有效防治耳部疾患。

|功效主治| 聪耳开窍，祛风止痛；主治耳聋、耳鸣、牙痛、头痛等病症。

|经穴疗法| ①按摩：用拇指指腹揉按听宫穴100～200次，以局部有酸胀感为宜。

②艾灸：用艾条雀啄灸听宫穴5～20分钟，以皮肤温热而无灼痛感为度。

③刮痧：用角刮法刮拭听宫穴1～3分钟，力度稍轻，可不出痧。

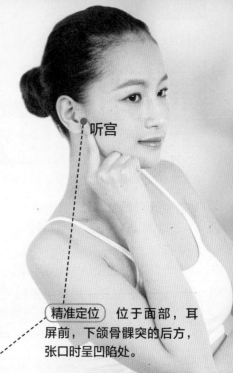

听宫

（精准定位） 位于面部，耳屏前，下颌骨髁突的后方，张口时呈凹陷处。

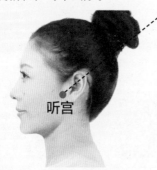

听宫

老中医临床经验

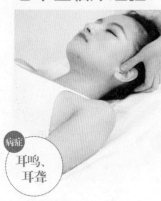

病症 耳鸣、耳聋

|最佳疗法| 按摩

|穴位配方| 听宫配翳风、外关

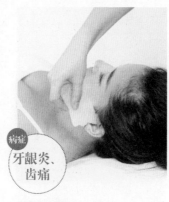

病症 牙龈炎、齿痛

|最佳疗法| 刮痧

|穴位配方| 听宫配颊车、合谷

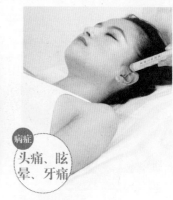

病症 头痛、眩晕、牙痛

|最佳疗法| 艾灸

|穴位配方| 听宫配太阳、头维、合谷

足太阳膀胱经穴

足太阳膀胱经起于晴明穴，并与督脉相会于百会穴，至后项部左右分开向下。一支沿肩胛内侧，进入脊柱两旁的肌肉；另一支经肩胛内侧，从附分穴挟脊旁开3寸下行至髀枢，经大腿后侧穿过腓肠肌，出走于足外踝后，沿足背外侧缘至小趾外侧端，经气于至阴穴与足少阴肾经相接。

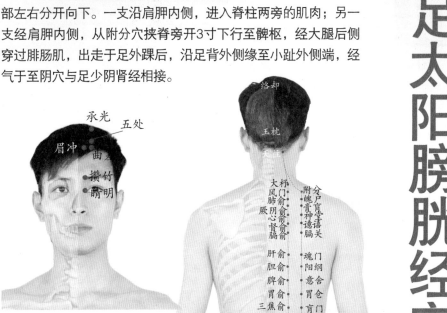

承光　五处
眉冲　曲差
　　　攒竹
　　　晴明

络却
玉枕
天柱

杼门
大风肺俞
风阴心督膈
厥　俞

分户肓堂谙关
附魄膏神谵膈
　　　　　　关

肝俞
胆俞
脾俞
胃俞
三焦俞
肾俞
气海俞
大肠俞
关元俞
上髎
次髎
中髎
下髎
会阳

魂门
阳纲
意舍
胃仓
肓门
志室

小肠俞
膀胱俞
胞肓　　中膂俞
秩边
白环俞

承扶

殷门

浮郄
委中　委阳
　　　合阳
　　　承筋
承山
　　　飞扬

跗阳　申脉
　　　至阴
昆仑　足通谷
仆参　束骨
　　　京骨
　　　金门

承光通天　络却
五处　曲差
眉冲
攒竹
　　　　玉枕
　　　　天柱

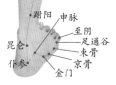

对应病症

泌尿生殖系统、呼吸系统、循环系统、消化系统的病症及经脉循行部位的病症。

BL1
睛明

眼睛干涩揉睛明

睛明穴是足太阳膀胱经常用的腧穴之一。长时间伏案工作会感觉眼睛涩痛，刺激该穴能改善眼部血液循环，击退眼睛干涩、视力模糊等病症。

| 功效主治 | 通络明目；主治目赤肿痛、迎风流泪、视物不明、夜盲、近视等病症。

| 经穴疗法 | ①**按摩：**用拇指指腹揉按睛明穴100次，以局部有酸胀感为宜。

②**刮痧：**用角刮法刮拭睛明穴1～3分钟，力度轻柔，以潮红为度。

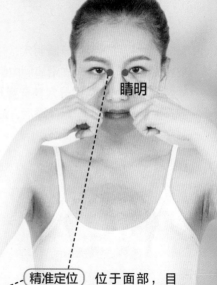

睛明

（**精准定位**） 位于面部，目内眦角稍上方凹陷处。

睛明

BL2
攒竹

保护视力解疲劳

攒竹穴是足太阳膀胱经常用的腧穴之一。现代生活方式时常会导致人们用眼过度，出现视疲劳、视力下降等问题，刺激攒竹穴可以有效缓解此类症状。

| 功效主治 | 清热明目，祛风通络；主治头痛、面痛、眼睑跳动、视物不明等病症。

| 经穴疗法 | ①**按摩：**用拇指指腹揉按攒竹穴100次，以局部有酸胀感为宜。

②**刮痧：**用角刮法刮拭攒竹穴1～3分钟，以潮红为度。

攒竹

（**精准定位**） 位于面部，当眉头陷中，眶上切迹处。

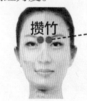

攒竹

BL11

大杼

强健筋骨护颈椎

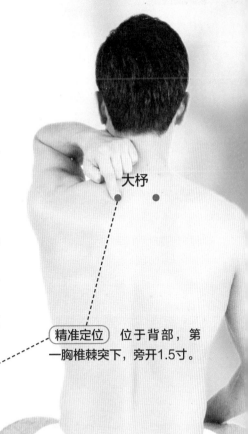

大杼穴是足太阳膀胱经常用的腧穴之一。不当的姿势和疏于保暖，很容易导致颈椎病。适当刺激本穴，使颈肩部经脉气血流通，能达到防治颈椎病的目的。

| **功效主治** | 强筋健骨，清热祛痛；主治肩背疼痛、鼻塞、鼻渊、咳嗽、发热等病症。

| **经穴疗法** | ①**按摩**：用拇指指端揉按大杼穴100～200次，以局部有酸胀感为宜。
②**艾灸**：用艾条温和灸大杼穴5～20分钟，以皮肤温热而无灼痛感为度。
③**刮痧**：用面刮法从上而下刮拭大杼穴1～3分钟，力度微重，以出痧为度。

大杼

精准定位 位于背部，第一胸椎棘突下，旁开1.5寸。

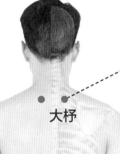

大杼

老中医临床经验

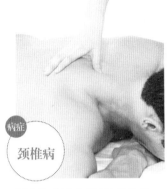

病症

颈椎病

| **最佳疗法** | 按摩或艾灸

| **穴位配方** | 大杼配夹脊、绝骨

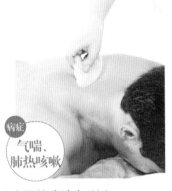

病症

气喘、肺热咳嗽

| **最佳疗法** | 刮痧

| **穴位配方** | 大杼配列缺、尺泽

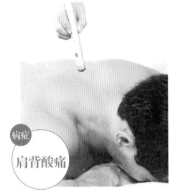

病症

肩背酸痛

| **最佳疗法** | 艾灸或刮痧

| **穴位配方** | 大杼配肩外俞

心俞

BL15

养心安神补气血

心俞穴是足太阳膀胱经的常用腧穴之一，为心的背俞穴，善于散发心室之热。适当刺激心俞穴能有效调节心脏功能，补充心神气血，达到养护心脏的目的。

| **功效主治** | 宽胸理气，通络安神；主治心痛、心悸、失眠、健忘等病症。

| **经穴疗法** | ①**按摩**：用拇指指端揉按心俞穴100～200次，以局部有酸胀感为度。
②**艾灸**：用艾条温和灸心俞穴5～20分钟，以皮肤温热而无灼痛感为度。
③**拔罐**：将火罐扣在心俞穴上，留罐10分钟，以局部皮肤泛红、充血为度。

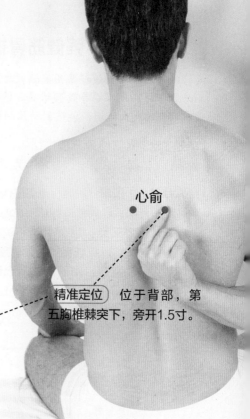

心俞

精准定位 位于背部，第五胸椎棘突下，旁开1.5寸。

心俞

老中医临床经验

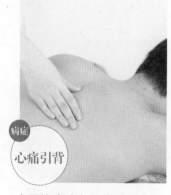

病症
心痛引背

| **最佳疗法** | 按摩或艾灸
| **穴位配方** | 心俞配巨阙

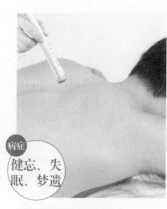

病症
健忘、失眠、梦遗

| **最佳疗法** | 艾灸
| **穴位配方** | 心俞配神门、三阴交

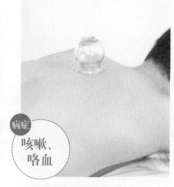

病症
咳嗽、咯血

| **最佳疗法** | 拔罐
| **穴位配方** | 心俞配太渊、孔最

BL17

膈俞 活血化瘀补气血

膈俞穴是足太阳膀胱经的常用腧穴之一，又是八会穴之血会。经常刺激本穴不仅具有活血化瘀的作用，还兼具养血生血、健脾补心之力。

| **功效主治** | 养血和营，理气止痛；主治气喘、呕吐、咳嗽、咯血、吐血、潮热等病症。

| **经穴疗法** | ①按摩：用拇指指腹揉按膈俞穴100～200次，以局部有酸胀感为度。
②艾灸：用艾条温和灸膈俞穴5～20分钟，以皮肤温热而无灼痛感为度。
③刮痧：用面刮法刮拭膈俞穴1～3分钟，力度微重，以出痧为度。

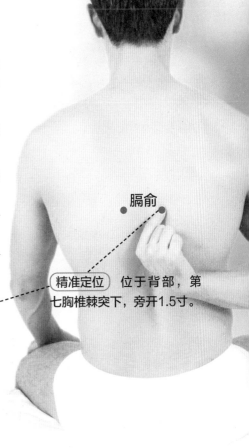

膈俞

(精准定位) 位于背部，第七胸椎棘突下，旁开1.5寸。

膈俞

老中医临床经验

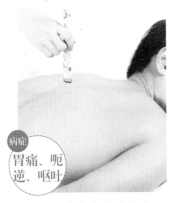

病症
胃痛、呃逆、呕吐

| **最佳疗法** | 艾灸或按摩
| **穴位配方** | 膈俞配中脘、内关

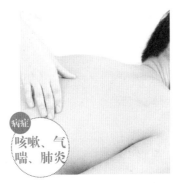

病症
咳嗽、气喘、肺炎

| **最佳疗法** | 按摩
| **穴位配方** | 膈俞配肺俞、膻中

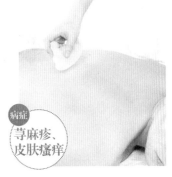

病症
荨麻疹、皮肤瘙痒

| **最佳疗法** | 刮痧
| **穴位配方** | 膈俞配曲池、三阴交

BL20

脾俞

益气健脾消化好

脾俞穴属足太阳膀胱经，为脾之背俞穴，内应脾脏，为脾经经气转输之处，善利脾脏水湿。刺激该穴可增强脾脏的运化功能，促进消化吸收。

| **功效主治** | 健脾和胃；主治腹胀、腹痛、呕吐、泄泻、胃痛等病症。

| **经穴疗法** | ①**按摩**：用拇指指腹揉按脾俞穴100~200次，以局部有酸胀感为度。
②**艾灸**：用艾条温和灸脾俞穴5~20分钟，以皮肤温热而无灼痛感为度。
③**刮痧**：用面刮法从内向外刮拭脾俞穴3~5分钟，以出痧为度。

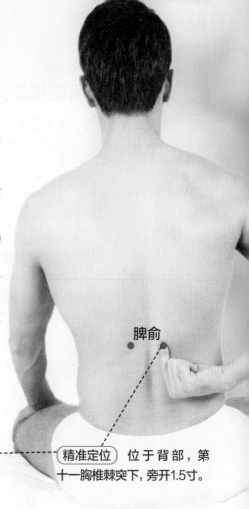

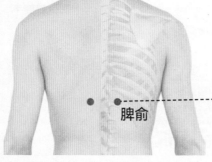

脾俞

脾俞

（**精准定位**） 位于背部，第十一胸椎棘突下，旁开1.5寸。

老中医临床经验

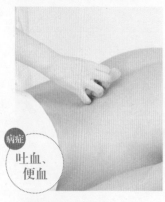

病症
吐血、便血

| **最佳疗法** | 刮痧
| **穴位配方** | 脾俞配膈俞、大椎

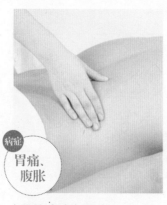

病症
胃痛、腹胀

| **最佳疗法** | 按摩
| **穴位配方** | 脾俞配胃俞、章门

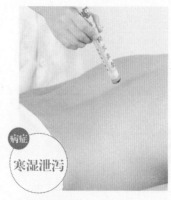

病症
寒湿泄泻

| **最佳疗法** | 艾灸
| **穴位配方** | 脾俞配中脘、关元、天枢

BL21

胃俞

肠胃疾患找胃俞

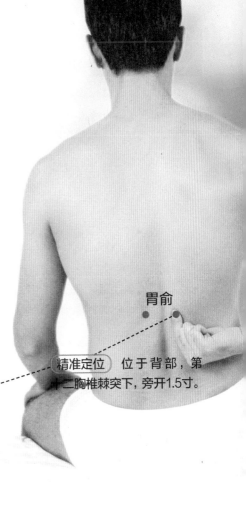

胃俞穴属足太阳膀胱经，为胃之背俞穴，内应胃腑，它是胃气的保健穴，可增强人体后天之本。刺激胃俞穴可增强胃的功能，对肠胃疾患有特效。

| 功效主治 | 和胃降逆，健脾助运；主治胃炎、消化不良、胃寒证、胃脘痛等病症。

| 经穴疗法 | ①**按摩：**用拇指指腹揉按胃俞穴100～200次，以局部有酸胀感为度。
②**艾灸：**用艾条温和灸胃俞穴5～20分钟，以皮肤温热而无灼痛感为度。
③**刮痧：**用面刮法从上至下刮拭胃俞穴3～5分钟，以出痧为度。

胃俞

精准定位 位于背部，第十二胸椎棘突下，旁开1.5寸。

胃俞

老中医临床经验

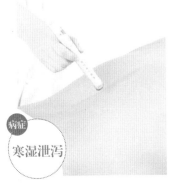

病症

寒湿泄泻

| 最佳疗法 | 艾灸

| 穴位配方 | 胃俞配关元、上巨虚、三阴交

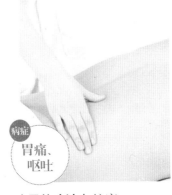

病症

胃痛、呕吐

| 最佳疗法 | 按摩

| 穴位配方 | 胃俞配中脘

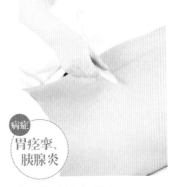

病症

胃痉挛、胰腺炎

| 最佳疗法 | 刮痧

| 穴位配方 | 胃俞配内关、梁丘

三焦俞

通调三焦利水湿

三焦俞穴属足太阳膀胱经，为三焦背俞穴。人体水液代谢必须以三焦为通道才能实现，适当刺激本穴，可通调三焦，保证水液正常运行。

| **功效主治** | 通调水道，利水强腰；主治腹胀、肠鸣、小便不利、水肿等病症。

| **经穴疗法** | ①**按摩**：用拇指指腹揉按三焦俞穴1～3分钟，以局部有酸胀感为度。
②**艾灸**：用艾条温和灸三焦俞穴5～20分钟，以皮肤温热而无灼痛感为度。
③**拔罐**：将火罐扣在三焦俞穴上，留罐10分钟，以局部皮肤泛红、充血为度。

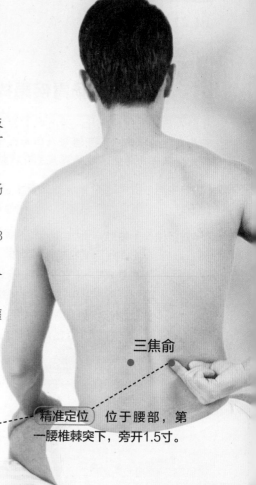

三焦俞

三焦俞

（精准定位） 位于腰部，第一腰椎棘突下，旁开1.5寸。

老中医临床经验

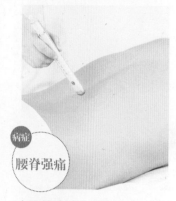

病症 腰脊强痛

| **最佳疗法** | 艾灸

| **穴位配方** | 三焦俞配身柱、命门

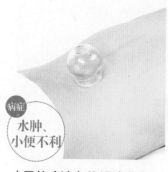

病症 水肿、小便不利

| **最佳疗法** | 拔罐或艾灸

| **穴位配方** | 三焦俞配石门、复溜

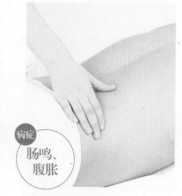

病症 肠鸣、腹胀

| **最佳疗法** | 按摩

| **穴位配方** | 三焦俞配气海、大肠俞

肾俞 强肾护肾有奇功

BL23

肾俞穴属足太阳膀胱经，为肾之背俞穴，善于培补肾元。肾藏精，精血是生命的根本，刺激本穴，能改善肾脏的血液循环，达到强肾护肾的目的。

| **功效主治** | 益肾助阳；主治小便不利、水肿、月经不调、阳痿、遗精、腰膝酸软等病症。

| **经穴疗法** | ①**按摩**：用拇指指腹揉按肾俞穴100～200次，以局部有酸胀感为度。
②**艾灸**：用艾条温和灸肾俞穴5～20分钟，以皮肤温热而无灼痛感为度。
③**刮痧**：用面刮法从上而下刮拭肾俞穴1～3分钟，力度微重，以出痧为度。

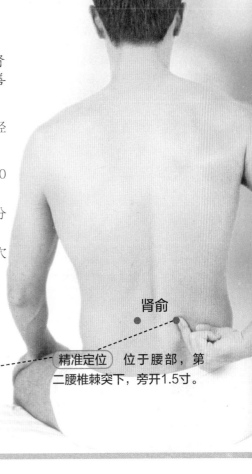

肾俞

肾俞

精准定位 位于腰部，第二腰椎棘突下，旁开1.5寸。

老中医临床经验

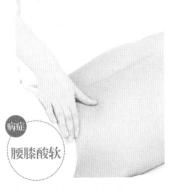

病症
腰膝酸软

| **最佳疗法** | 按摩或艾灸

| **穴位配方** | 肾俞配命门、委中、三阴交、血海

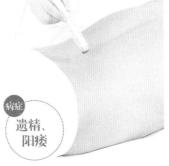

病症
遗精、阳痿

| **最佳疗法** | 艾灸或按摩

| **穴位配方** | 肾俞配命门、京门、足三里

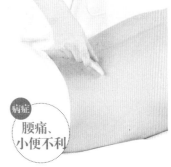

病症
腰痛、小便不利

| **最佳疗法** | 刮痧

| **穴位配方** | 肾俞配关元、腰阳关、三阴交

BL40

委中

舒筋活络治腰背

委中穴是足太阳膀胱经上的重要穴道之一，为膀胱经之合穴。古有"腰背委中求"之语，刺激该穴可以治腰背疼痛，对一些下肢疾病也有缓解、治疗的作用。

| 功效主治 | 舒筋活络，凉血解毒；主治头痛、恶风寒、小便不利、腰背痛、遗尿等病症。

| 经穴疗法 | ①按摩：用拇指指腹揉按委中穴100～200次，以局部有酸胀感为度。
②艾灸：用艾条温和灸委中穴5～20分钟，以皮肤温热而无灼痛感为度。
③刮痧：用面刮法刮拭委中穴3～5分钟，力度轻柔，以潮红为度。

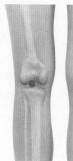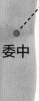

委中

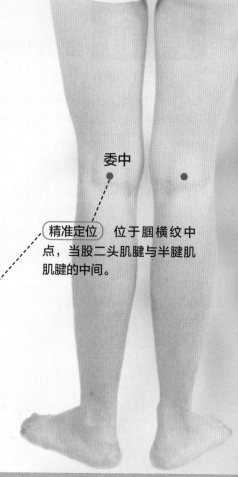

委中

（精准定位） 位于腘横纹中点，当股二头肌腱与半腱肌肌腱的中间。

老中医临床经验

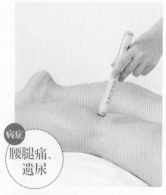

病症
腰腿痛、遗尿

| 最佳疗法 | 艾灸

| 穴位配方 | 委中配肾俞、腰阳关

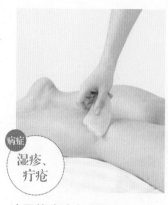

病症
湿疹、疔疮

| 最佳疗法 | 刮痧

| 穴位配方 | 委中配曲池、风市

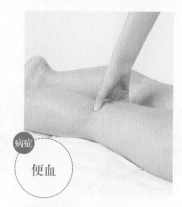

病症
便血

| 最佳疗法 | 按摩

| 穴位配方 | 委中配长强、上巨虚

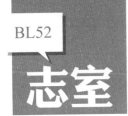

BL52

志室
保养肾脏利腰腿

志室穴是足太阳膀胱经的常用腧穴之一，是保养肾脏的重要穴位，不但能治疗多种慢性肾脏疾病，对于生殖系统疾患及腰腿运动系统疾患亦有不错的疗效。

| **功效主治** | 益肾固精，强壮腰膝；主治阳痿、遗精、腹痛、小便不利、水肿等病症。

| **经穴疗法** | ①按摩：用拇指指腹揉按志室穴100～200次，以局部有酸胀感为度。
②艾灸：用艾条温和灸志室穴5～20分钟，以皮肤温热而无灼痛感为度。
③刮痧：用面刮法从上向下刮拭志室穴3～5分钟，以出痧为度。

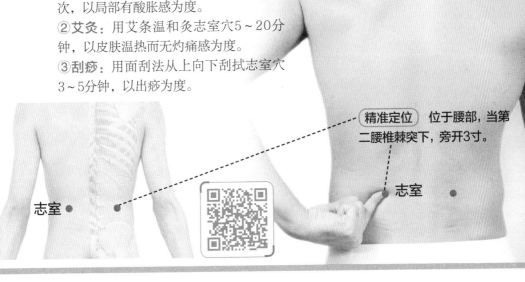

志室 ●

志室 ●

（精准定位） 位于腰部，当第二腰椎棘突下，旁开3寸。

志室

老中医临床经验

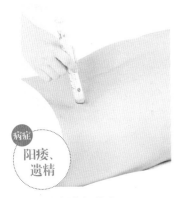

病症

阳痿、遗精

| **最佳疗法** | 艾灸
| **穴位配方** | 志室配肾俞、关元

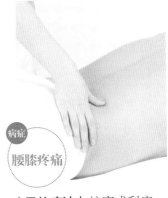

病症

腰膝疼痛

| **最佳疗法** | 按摩或刮痧
| **穴位配方** | 志室配命门、委中

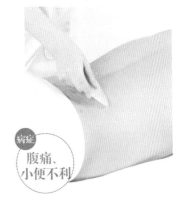

病症

腹痛、小便不利

| **最佳疗法** | 刮痧或艾灸
| **穴位配方** | 志室配关元、膀胱俞、复溜

BL57
承山
小腿抽筋常用它

承山穴是足太阳膀胱经的常用腧穴之一，所在的位置相当于"筋、骨、肉"的一个交点，按压承山穴能防治下肢疾患，对小腿抽筋有特效。

|功效主治| 理气止痛，舒筋活络；主治腹痛、便秘、腓肠肌痉挛、小腿疼痛等病症。

|经穴疗法| ①**按摩**：用拇指指腹揉按承山穴100~200次，以局部有酸胀感为度。

②**艾灸**：用艾条温和灸承山穴5~20分钟，以热感循经传导、气至病所为佳。

③**拔罐**：将气罐吸附在承山穴上，留罐10分钟，以局部皮肤充血为度。

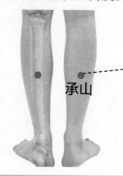

承山

承山

（**精准定位**）位于小腿后面正中，当伸直小腿时腓肠肌肌腹下出现尖角凹陷处。

老中医临床经验

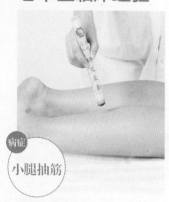

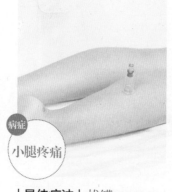

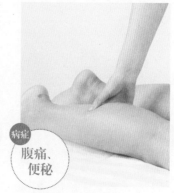

病症 小腿抽筋

|最佳疗法| 艾灸

|穴位配方| 承山配环跳、阳陵泉

病症 小腿疼痛

|最佳疗法| 拔罐

|穴位配方| 承山配委中、足三里

病症 腹痛、便秘

|最佳疗法| 按摩

|穴位配方| 承山配秩边、大肠俞

昆仑

舒筋通络疗足痛

昆仑穴属足太阳膀胱经，为膀胱经之经穴。足跟是人体负重的主要部分，足跟痛最常见于久站，经常刺激本穴，能增强下肢肌肉力量、缓解足跟痛的症状。

| **功效主治** | 清热安神，舒筋活络；主治目眩、头痛、颈项强痛、腰痛、足跟痛等病症。

| **经穴疗法** | ①**按摩**：用拇指指腹揉按昆仑穴100次，以局部有酸胀感为度。
②**艾灸**：用艾条温和灸昆仑穴5～20分钟，以皮肤温热而无灼痛感为度。
③**刮痧**：用角刮法刮拭昆仑穴3～5分钟，以出痧为度。

精准定位 位于外踝后方，外踝尖与跟腱之间的凹陷处。

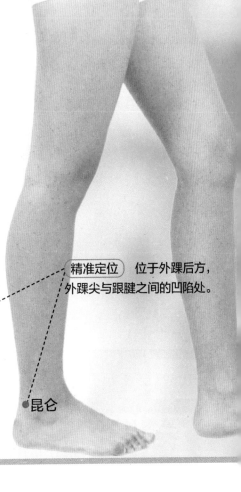

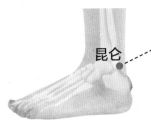

昆仑

昆仑

老中医临床经验

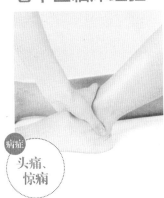

病症 头痛、惊痫

| **最佳疗法** | 按摩

| **穴位配方** | 昆仑配风池、后溪

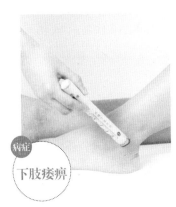

病症 下肢痿痹

| **最佳疗法** | 艾灸

| **穴位配方** | 昆仑配风市、阳陵泉

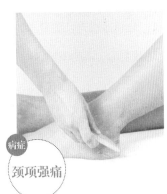

病症 颈项强痛

| **最佳疗法** | 刮痧

| **穴位配方** | 昆仑配列缺、大椎、风池、肩井

065

BL62

申脉 补益阳气祛身寒

申脉穴属足太阳膀胱经。体虚身寒、阳气虚衰者易发腰腿部疾患，重者萎弱瘫痪。经常刺激申脉穴能补益阳气，改善形寒肢冷、瘫痪痿痹的症状。

| 功效主治 | 舒筋活络，通利关节；主治下肢麻木、转侧不利、瘫痪等病症。

| 经穴疗法 | ①**按摩：**用拇指指腹揉按申脉穴100～200次，以局部有酸胀感为度。
②**艾灸：**用艾条温和灸申脉穴5～20分钟，以热感循经传导、气至病所为佳。

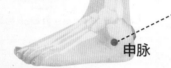
申脉

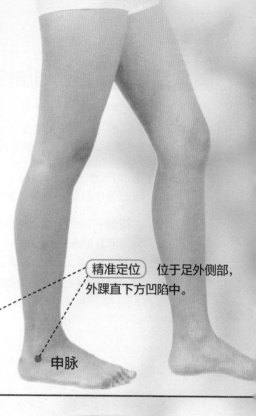

（**精准定位**）位于足外侧部，外踝直下方凹陷中。

申脉

BL67

至阴 矫正胎位有奇功

至阴穴是足太阳膀胱经的常用腧穴之一，为膀胱经之井穴。本穴上清头目，下调胞产。早期纠正胎位，能预防难产。艾灸至阴矫正胎位成功率较高。

| 功效主治 | 正胎催产，清头明目；主治头痛、胎位不正等病症。

| 经穴疗法 | ①**按摩：**用拇指指腹揉按至阴穴100～200次，以局部有酸胀感为度。
②**艾灸：**用艾条温和灸至阴穴5～20分钟，以皮肤温热而无灼痛感为度。

至阴

（**精准定位**）位于足小趾末节外侧，距趾甲角0.1寸。

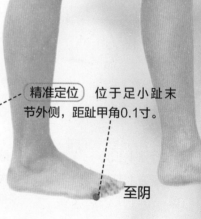
至阴

足少阴肾经起于足小趾下，斜行于涌泉穴，出行于舟骨粗隆之下，沿内踝后，分出进入足跟，向上沿小腿内侧后缘，至腘内侧，上行后缘入脊内，穿过脊柱，属肾，络膀胱。其直行主干从肾分出，穿过肝和膈肌，入肺，沿喉咙，到舌根两旁。其分支从肺中分出，络心，注于胸中，经气于此处与手厥阴心包经相接。

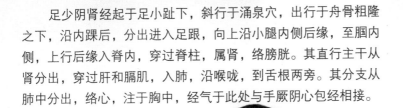

俞府
或中藏
灵墟神封
步廊神
幽门
阴都腹通谷
商曲石关
中注肓俞满
气穴四大
横骨赫

涌泉

阴谷

筑宾

交信　复溜
　太溪
照海　大钟
然谷　水泉

对应病症

生殖系统及妇科疾病，如月经不调、阴挺、遗精；前阴、肾、肺、咽喉病症，如小便不利、水肿、泄泻、咽喉炎，以及经脉循行部位的病变。

067

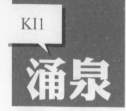

KI1

涌泉

养生防病万金油

涌泉穴是足少阴肾经的常用腧穴之一，为肾经之井穴，急救穴之一。正确刺激该穴能够包治百病，使人精力充沛，对各类亚健康的缓解有很大帮助。

| **功效主治** | 平肝熄风，滋阴益肾；主治头顶痛、头晕、咽喉痛、足心热、晕厥等病症。

| **经穴疗法** | ①**按摩**：用拇指指腹揉按涌泉穴100~200次，以局部有酸胀感为度。
②**艾灸**：用艾条温和灸涌泉穴5~20分钟，以热感循经传导、气至病所为佳。
③**拔罐**：将气罐吸附在涌泉穴上，留罐15分钟，以局部皮肤潮红为度。

精准定位 位于足底二、三趾趾缝纹头端与足跟连线的前1/3与后2/3交点上。

涌泉

涌泉

老中医临床经验

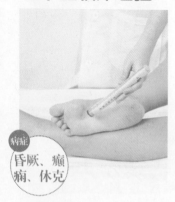

病症
昏厥、癫痫、休克

| **最佳疗法** | 艾灸或按摩

| **穴位配方** | 涌泉配百会、人中

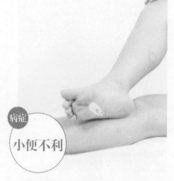

病症
小便不利

| **最佳疗法** | 拔罐

| **穴位配方** | 涌泉配肾俞、膀胱俞

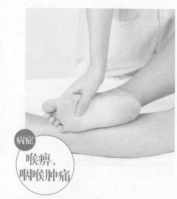

病症
喉痹、咽喉肿痛

| **最佳疗法** | 按摩

| **穴位配方** | 涌泉配少商、合谷

KI3

太溪

壮阳益肾利腰腿

太溪穴是足少阴肾经的常用腧穴之一。犹如汇聚肾经原气的"长江"，补之则济其亏损，泄之则祛其有余，善于治疗肾脏疾病以及五官方面的病症。

| **功效主治** | 壮阳强腰，滋阴益肾；主治头痛、牙痛、耳鸣、月经不调、遗精等病症。

| **经穴疗法** | ①**按摩**：用拇指指端揉按太溪穴100～200次，以局部有酸胀感为度。
②**艾灸**：用艾条温和灸太溪穴5～20分钟，以皮肤温热而无灼痛感为度。
③**刮痧**：用点按法垂直刮拭太溪穴30次，以出痧为度。

精准定位 位于足内侧，内踝后方，当内踝尖与跟腱之间的凹陷处。

太溪

太溪

老中医临床经验

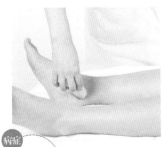

病症
咽喉炎、齿痛

| **最佳疗法** | 刮痧
| **穴位配方** | 太溪配少泽

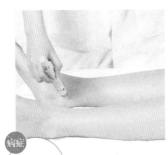

病症
遗精、阳痿

| **最佳疗法** | 艾灸
| **穴位配方** | 太溪配肾俞、志室

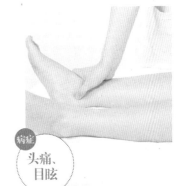

病症
头痛、目眩

| **最佳疗法** | 按摩
| **穴位配方** | 太溪配飞扬、百会

KI6

照海

滋阴益肾调三焦

照海穴是足少阴肾经的常用腧穴之一，刺激本穴能滋肾清热、通调三焦，可促进女性内分泌和生殖系统功能的改善，有益于卵巢的保养。

| **功效主治** | 滋阴清热，调经止痛；主治咽喉干燥、失眠、月经不调、痛经、阴挺等病症。

| **经穴疗法** | ①按摩：用拇指指腹揉按照海穴100～200次，以局部有酸胀感为度。
②艾灸：用艾条温和灸照海穴5～20分钟，以皮肤温热而无灼痛感为度。
③刮痧：用角刮法从上向下刮拭照海穴3～5分钟，以出痧为度。

精准定位 位于足内侧，内踝尖下1寸，内踝下缘边际凹陷中。

照海

照海

老中医临床经验

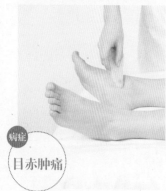

病症

目赤肿痛

| **最佳疗法** | 刮痧

| **穴位配方** | 照海配合谷、列缺

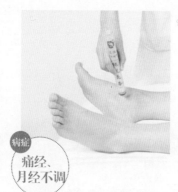

病症

痛经、月经不调

| **最佳疗法** | 艾灸

| **穴位配方** | 照海配中极、三阴交

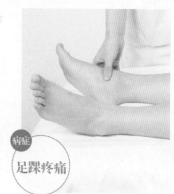

病症

足踝疼痛

| **最佳疗法** | 按摩

| **穴位配方** | 照海配昆仑、解溪

复溜

KI7

调节肾经消水肿

复溜穴属足少阴肾经，为肾经之经穴，是调节肾经的"杠杆药"，有补肾滋阴、利水消肿的作用，专治水液代谢失常疾病。

| **功效主治** | 补肾益阴，温阳利水；主治水肿、腹胀、腹泻、肾炎、尿路感染等病症。

| **经穴疗法** | ①按摩：用拇指指腹揉按复溜穴100～200次，以局部有酸胀感为度。
②艾灸：用艾条温和灸复溜穴5～20分钟，以皮肤温热而无灼痛感为度。
③拔罐：将气罐吸附在复溜穴上，留罐10分钟，以局部皮肤潮红、充血为度。

(**精准定位**) 位于小腿内侧，内踝尖上2寸，跟腱的前方。

复溜

复溜

老中医临床经验

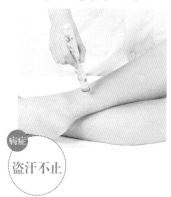

病症 盗汗不止

| **最佳疗法** | 艾灸

| **穴位配方** | 复溜配后溪、阴郄

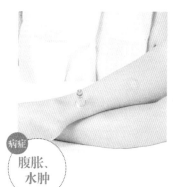

病症 腹胀、水肿

| **最佳疗法** | 拔罐

| **穴位配方** | 复溜配肝俞、脾俞、三焦俞

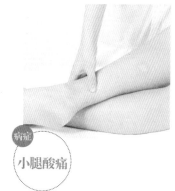

病症 小腿酸痛

| **最佳疗法** | 按摩

| **穴位配方** | 复溜配昆仑、委中、承山

KI12

大赫 益肾固精增情趣

大赫穴是足少阴肾经的常用腧穴之一。适当刺激大赫穴对于各类生殖系统疾患有较好的防治作用，同时还能提高性器官活力，提高夫妻生活品质。

| 功效主治 | 调经止带，益肾助阳；主治子宫脱垂、遗精、带下、月经不调、阳痿等病症。

| 经穴疗法 | ①按摩：用食指指腹轻轻压揉大赫穴1~3分钟，以局部有酸胀感为度。
②刮痧：用角刮法刮拭大赫穴3分钟，以局部皮肤潮红为度。

精准定位 位于腹部，脐中下4寸，前正中线旁开0.5寸。

大赫 ●●

● 大赫

KI16

肓俞 润肠通便止腹痛

肓俞穴是足少阴肾经的重要穴位之一。年老津枯、产后血虚、热病伤津及失血等均可导致便秘，让人苦不堪言。经常刺激肓俞穴有润肠通便的作用。

| 功效主治 | 固肾滋阴，理气止痛；主治便秘、疝气、月经不调、脐痛、呕吐等病症。

| 经穴疗法 | ①按摩：用拇指指腹揉按肓俞穴100~200次，以局部有酸胀感为度。
②艾灸：用艾条温和灸肓俞穴5~20分钟，以皮肤温热而无灼痛感为度。

精准定位 位于腹中部，当脐中旁开0.5寸。

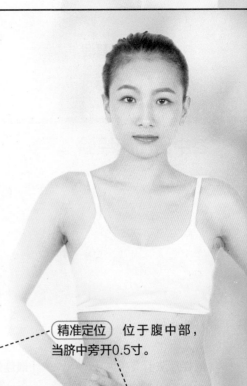

肓俞 ●●

●● 肓俞

手厥阴心包经起于胸中，出属心包络，向下穿过膈肌，依次络于上、中、下三焦。它的支脉从胸中分出，沿胁肋到达腋下3寸处，向上至腋窝下，沿上肢内侧中线入肘，过腕部，入掌中劳宫穴，沿中指桡侧，出中指端中冲穴。另一分支从掌中分出，沿无名指出其尺侧端关冲穴，交于手少阳三焦经。

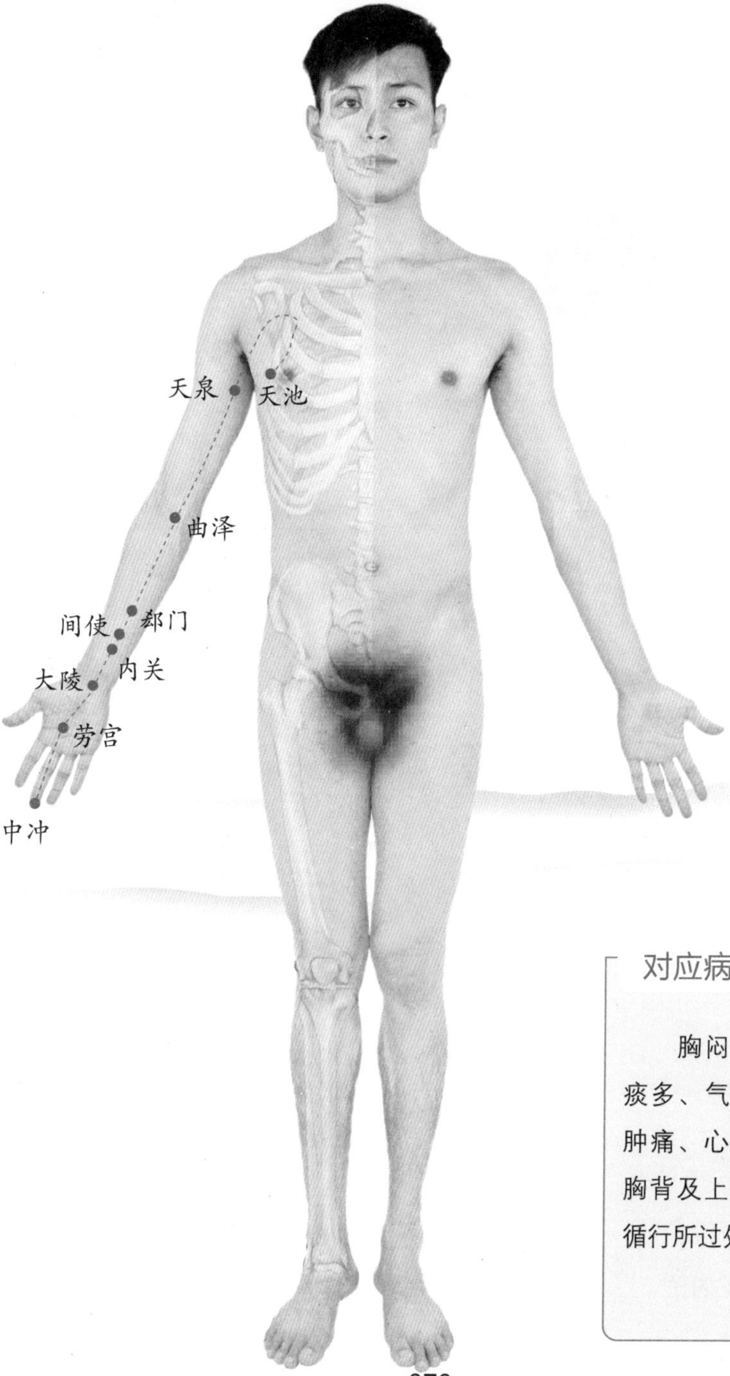

天泉 ● ● 天池

● 曲泽

间使 ● 郄门
大陵 ● ● 内关
● 劳宫

中冲

对应病症

胸闷、心烦、咳嗽、痰多、气喘、胸痛、腋下肿痛、心痛、胸胁胀满、胸背及上臂内侧痛，经脉循行所过处不适。

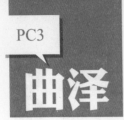

PC3

曲泽
强化血管护心脑

曲泽穴是手厥阴心包经的常用腧穴之一，适当刺激本穴，可以起到疏通心包经气、强化心脑血管的作用，能够治疗心血管方面的疾病。

| 功效主治 | 清暑泻热，和胃降逆；主治心痛、胃疼、呕吐、烦躁、肘臂痛等病症。

| 经穴疗法 | ①按摩：用拇指弹拨曲泽穴100～200次，以局部有酸痛感为度。
②艾灸：用艾条温和灸曲泽穴5～20分钟，以皮肤温热而无灼痛感为度。
③刮痧：用角刮法从上向下刮拭曲泽穴3～5分钟，以出痧为度。

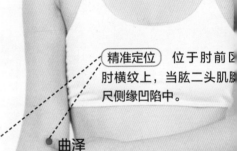

（精准定位） 位于肘前区肘横纹上，当肱二头肌腱尺侧缘凹陷中。

曲泽

曲泽

曲泽

老中医临床经验

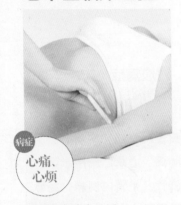

病症
心痛、心烦

| 最佳疗法 | 刮痧
| 穴位配方 | 曲泽配内关、大陵

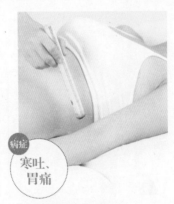

病症
寒吐、胃痛

| 最佳疗法 | 艾灸
| 穴位配方 | 曲泽配内关、中脘、足三里

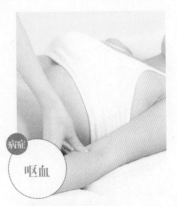

病症
呕血

| 最佳疗法 | 按摩
| 穴位配方 | 曲泽配神门、鱼际、孔最

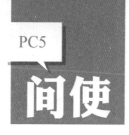

PC5

间使

宽胸解郁治热病

间使穴属手厥阴心包经。很多人因不得志而心情抑郁，而只有心情舒畅方可快乐生活。刺激本穴能够宽胸解郁，还可以治疗各种热性病。

| 功效主治 | 宽胸和胃，清心安神；主治心悸、胃痛、呕吐、热病、烦躁等病症。

| 经穴疗法 | ①按摩：用食指、中指指腹揉按间使穴100～200次，以局部有酸胀感为度。
②艾灸：用艾条温和灸间使穴5～20分钟，以皮肤温热而无灼痛感为度。
③刮痧：用角刮法从上向下刮拭间使穴3～5分钟，以出痧为度。

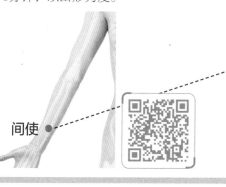

间使

间使

精准定位 位于前臂掌侧，当曲泽与大陵的连线上，腕横纹上3寸。

老中医临床经验

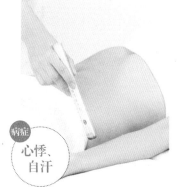

病症
心悸、自汗

| 最佳疗法 | 艾灸
| 穴位配方 | 间使配心俞

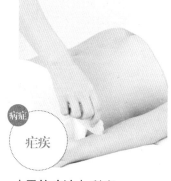

病症
疟疾

| 最佳疗法 | 刮痧
| 穴位配方 | 间使配大杼

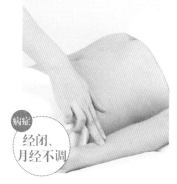

病症
经闭、月经不调

| 最佳疗法 | 按摩
| 穴位配方 | 间使配子宫、三阴交

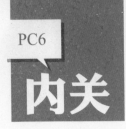

PC6

内关

保健心脏治胃病

内关穴属手厥阴心包经，为心包经之络穴，亦为八脉交会穴。本穴对胸部、心脏部位以及胃部的止痛效果比较明显，可缓解心脏病、胃病发作时带来的不适。

| 功效主治 | 宁心安神，和胃理气；主治心痛、心悸、胃痛、呕吐、肘臂痛等病症。

| 经穴疗法 | ①按摩：用食指、中指指腹揉按内关穴100~200次，以局部有酸胀感为度。
②艾灸：用艾条温和灸内关穴5~20分钟，以皮肤温热而无灼痛感为度。
③刮痧：用角刮法从上向下刮拭内关穴3~5分钟，以出痧为度。

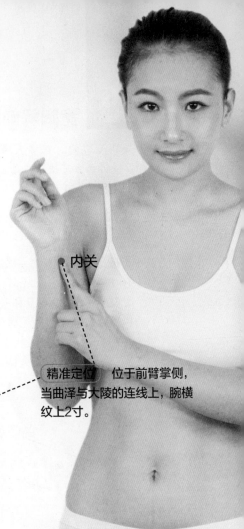

内关

精准定位 位于前臂掌侧，当曲泽与大陵的连线上，腕横纹上2寸。

内关

老中医临床经验

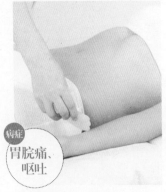

病症
胃脘痛、呕吐

| 最佳疗法 | 刮痧或按摩
| 穴位配方 | 内关配中脘、足三里

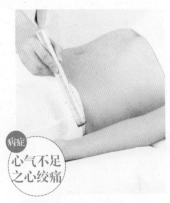

病症
心气不足之心绞痛

| 最佳疗法 | 艾灸
| 穴位配方 | 内关配合谷、三阴交

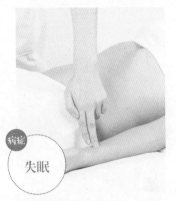

病症
失眠

| 最佳疗法 | 按摩
| 穴位配方 | 内关配神门

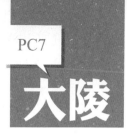

PC7

大陵

安神定志护手腕

大陵穴是手厥阴心包经的输穴和原穴，其治疗神志疾病的临床疗效早已被几千年来的中医实践所证明。对神经衰弱有较好的疗效。

| **功效主治** | 宁心安神，和胃通络；主治心悸、胃痛、神经衰弱、腕关节疼痛等病症。

| **经穴疗法** | ①**按摩**：用拇指指端揉按大陵穴100～200次，以局部有酸胀感为度。
②**艾灸**：用艾条温和灸大陵穴5～20分钟，以皮肤温热而无灼痛感为度。
③**刮痧**：用角刮法从上向下刮拭大陵穴3～5分钟，以出痧为度。

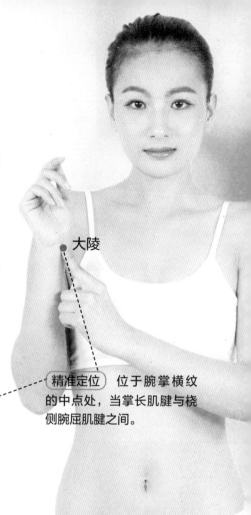

大陵

精准定位 位于腕掌横纹的中点处，当掌长肌腱与桡侧腕屈肌腱之间。

大陵

老中医临床经验

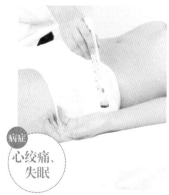

病症
心绞痛、失眠

| **最佳疗法** | 艾灸或按摩

| **穴位配方** | 大陵配劳宫

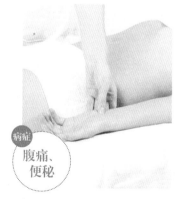

病症
腹痛、便秘

| **最佳疗法** | 按摩

| **穴位配方** | 大陵配外关、支沟

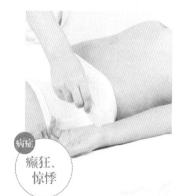

病症
癫狂、惊悸

| **最佳疗法** | 刮痧

| **穴位配方** | 大陵配水沟、间使、心俞、丰隆

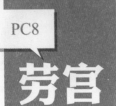

劳宫 清热安神解疲劳

劳宫穴属手厥阴心包经，为心经之荥穴，对热病具有较好的预防和治疗效果。刺激本穴还能够振奋精神情绪，缓解身体疲劳。

| **功效主治** | 清心泻热，开窍醒神；主治脑卒中昏迷、中暑、心痛、口疮、鹅掌风等病症。

| **经穴疗法** | ①按摩：用拇指指腹揉按劳宫穴100~200次，以局部有酸胀感为度。
②刮痧：用角刮法刮拭劳宫穴3~5分钟，以出痧为度。

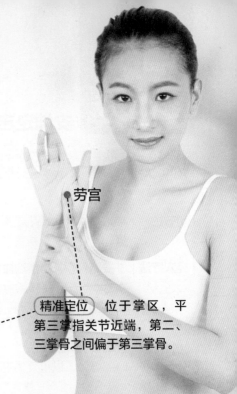

劳宫

（精准定位） 位于掌区，平第三掌指关节近端，第二、三掌骨之间偏于第三掌骨。

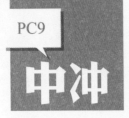

中冲 散热降温疗心疾

中冲穴是手厥阴心包经的常用穴位之一。因疾病使心脏负担过重时，这里会感到疼痛。本穴还是人体急速散热降温的重要穴位，能缓解危重症候。

| **功效主治** | 清心泻热，醒厥开窍；主治脑卒中昏迷、舌强不语、中暑、昏厥等病症。

| **经穴疗法** | ①按摩：用拇指指尖掐按中冲穴1~2分钟，以局部有酸痛感为度。
②刮痧：用角刮法刮拭中冲穴3~5分钟，以出痧为度。

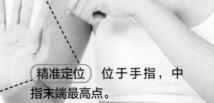

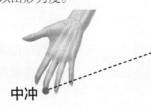
中冲

（精准定位） 位于手指，中指末端最高点。

手少阳三焦经起于关冲穴，向上至手腕背面，上行尺骨、桡骨之间，通过肘尖，至肩部，入缺盆，布于膻中，散络心包，穿过膈肌。其分支从膻中分出，上行出缺盆，至肩部，与督脉相会于大椎，上行到项，出耳上角，然后经面颊部至目眶下。其另一分支从耳后分出，出走耳前，至目内眦，经气于瞳子髎穴与足少阳胆经相接。

耳和髎
角孙
丝竹空
颅息
耳门
瘛脉
翳风
天牖
肩髎
臑会
消泺
清冷渊
天井
阳池
中渚
液门
四渎
三阳络
会宗
支沟
外关
阳池
关冲
天髎

对应病症

头痛、偏头痛、耳鸣、咽喉痛、昏厥、失眠以及经脉循行经过部位的其他病症。

079

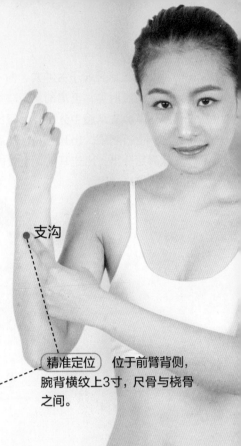

TE6

支沟

治疗便秘一身轻

支沟穴是手少阳三焦经的常用腧穴之一。刺激该穴能宣通三焦气机，通调水道，使三焦腑气得通，使肠腑自调，便秘得愈，一身轻松如燕。

| **功效主治** | 清利三焦，通腑降逆；主治耳鸣、肩背酸痛、呕吐、习惯性便秘等病症。

| **经穴疗法** | ①**按摩**：用拇指指腹揉按支沟穴100～200次，以局部有酸胀感为度。
②**艾灸**：用艾条温和灸支沟穴5～20分钟，以热感循经传导、气至病所为佳。
③**刮痧**：用面刮法刮拭支沟穴3～5分钟，以出痧为度。

支沟

（**精准定位**） 位于前臂背侧，腕背横纹上3寸，尺骨与桡骨之间。

支沟

老中医临床经验

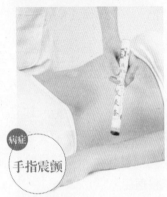

病症

手指震颤

| **最佳疗法** | 艾灸或按摩
| **穴位配方** | 支沟配阳池、八邪

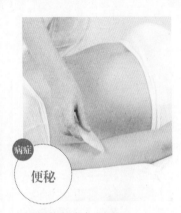

病症

便秘

| **最佳疗法** | 刮痧
| **穴位配方** | 支沟配足三里

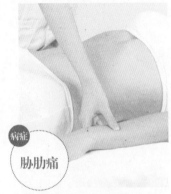

病症

胁肋痛

| **最佳疗法** | 按摩或刮痧
| **穴位配方** | 支沟配章门

肩髎

TE14

肩臂疼痛找肩髎

肩髎穴是手少阳三焦经的常用腧穴之一。肩膀有重压感而使手臂抬不起的症状时，刺激肩髎，可得到缓解，同时刺激臂臑，效果更佳。

| **功效主治** | 祛湿通络；主治臂痛、肩重不能举、肩周炎等病症。

| **经穴疗法** | ①按摩：用拇指指腹揉按肩髎穴100~200次，以局部有酸胀感为度。
②艾灸：用艾条温和灸肩髎穴5~20分钟，以皮肤温热而无灼痛感为度。
③刮痧：用点按法刮拭肩髎穴1~3分钟，以局部有酸痛感为度。

肩髎

肩髎

精准定位 位于肩部，肩髃后方，当臂外展时，肩峰后下方呈现凹陷处。

老中医临床经验

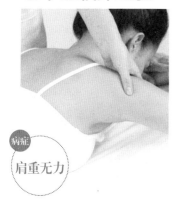

病症

肩重无力

| **最佳疗法** | 按摩或刮痧
| **穴位配方** | 肩髎配肩井、天宗

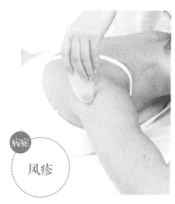

病症

风疹

| **最佳疗法** | 刮痧
| **穴位配方** | 肩髎配风池、曲池

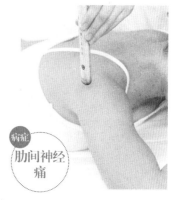

病症

肋间神经痛

| **最佳疗法** | 艾灸或按摩
| **穴位配方** | 肩髎配外关、章门

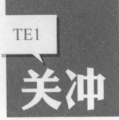

TE1

关冲
开窍醒神除烦躁

关冲穴属手少阳三焦经，为三焦经之井穴。适当刺激本穴有开窍醒神的作用，使人神清气爽。同时，本穴亦为急救穴位之一。

| **功效主治** | 泻热开窍，清利喉舌，活血通络；主治咽喉肿痛、头痛、热病、昏厥等病症。

| **经穴疗法** | ①**按摩**：用拇指指尖掐按关冲穴1~2分钟，以局部有酸痛感为度。
②**艾灸**：用艾条温和灸关冲穴5~20分钟，以皮肤温热而无灼痛感为度。

● 关冲

精准定位 位于手无名指末节尺侧，距指甲角0.1寸。

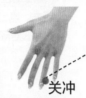

关冲

TE17

翳风
头面健康不生病

翳风穴是手少阳三焦经的常用腧穴之一，穴在耳垂后方，为遮蔽风邪之所。适当刺激翳风穴，可活络解痉，治疗常见的头面部疾患，使人神清气爽。

| **功效主治** | 聪耳通窍，散内泻热；主治耳鸣、耳聋、眼睑跳动、口眼歪斜等病症。

| **经穴疗法** | ①**按摩**：用拇指指腹揉按翳风穴100~200次，以局部有酸胀感为度。
②**艾灸**：用艾条温和灸翳风穴5~20分钟，以皮肤温热而无灼痛感为度。

翳风

精准定位 位于耳垂的后方，当乳突与下颌角之间的凹陷处。

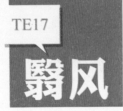

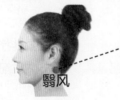

翳风

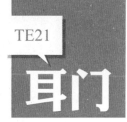

TE21

耳门

耳疾烦恼一扫光

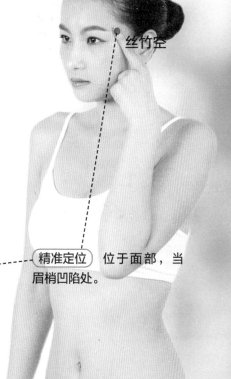

耳门

耳门穴是手少阳三焦经的常用腧穴之一，适当刺激该穴，能使耳部听觉器官的血流状况得到改善，保护听力。同时，本穴也是治疗多种耳疾首选穴。

| **功效主治** | 开窍聪耳，泻热活络；主治耳聋、耳鸣、耳道炎、齿痛、颈颌痛等病症。

| **经穴疗法** | ①按摩：用拇指指腹揉按耳门穴100~200次，以局部有酸胀感为度。
②艾灸：用艾条温和灸耳门穴5~20分钟，以皮肤温热而无灼痛感为度。

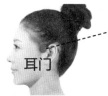

耳门

（**精准定位**）位于面部，耳屏上切迹的前方，下颌骨髁状突后缘，张口有凹陷处。

TE23

丝竹空

祛风明目止头痛

丝竹空

丝竹空穴是手少阳三焦经的常用腧穴之一。生活中引起头痛、目眩的原因繁多。经常刺激本穴能祛风、明目、止痛，缓解此类症状，还您健康生活。

| **功效主治** | 明目镇惊；主治头痛、目眩、目赤痛、眼睑跳动、齿痛、面神经麻痹等病症。

| **经穴疗法** | ①按摩：用拇指指腹揉按丝竹空穴100~200次，以局部有酸胀感为度。
②刮痧：用面刮法刮拭丝竹空穴15~30次，力度适中，可不出痧。

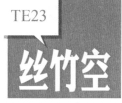

丝竹空

（**精准定位**）位于面部，当眉梢凹陷处。

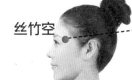

角孙

头面火热角孙泻

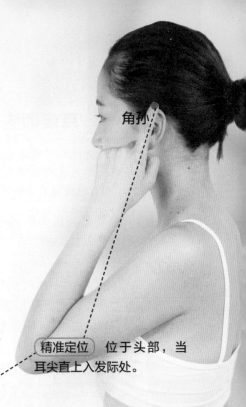

角孙穴是手少阳三焦经的常用腧穴之一，是人体重要的清热穴位。火性炎上，体有邪火，则会出现头痛、齿痛等病症。适当刺激本穴，可有效改善上部热证。

| **功效主治** | 清热消肿，散风止痛；主治耳部肿痛、目赤肿痛、齿痛、唇燥、头痛等病症。

| **经穴疗法** | ①**按摩**：用拇指指腹揉按角孙穴100次，以局部有酸胀感为度。
②**艾灸**：用艾条温和灸角孙穴15分钟，以皮肤温热而无灼痛感为度。
③**刮痧**：用角刮法刮拭角孙穴30次，以局部有酸痛感为宜。

角孙

（**精准定位**） 位于头部，当耳尖直上入发际处。

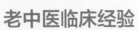
角孙

老中医临床经验

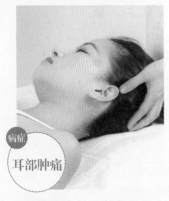

病症
耳部肿痛

| **最佳疗法** | 按摩或刮痧
| **穴位配方** | 角孙配听宫、翳风

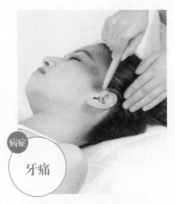

病症
牙痛

| **最佳疗法** | 刮痧
| **穴位配方** | 角孙配颊车、下关、合谷

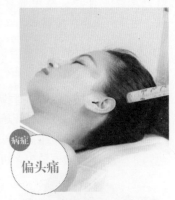

病症
偏头痛

| **最佳疗法** | 艾灸或按摩
| **穴位配方** | 角孙配太阳、头维、太冲

足少阳胆经起于瞳子髎穴，上至头角，再向下到耳后，再折向上行，至眉上，又折至枕部，下行至肩上，与督脉相会于大椎穴，入缺盆。其分支从目外眦分出，至大迎穴，入缺盆后，浅出气街，至环跳穴。直行主干下行腋部，至环跳穴与前脉会合，再沿大腿外侧，浅出外踝之前，沿足背行出于足窍阴穴。

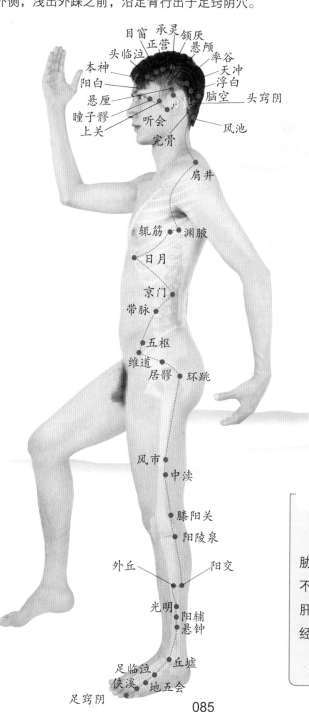

对应病症

口干口苦、脱发、胸胁苦满、胆怯易惊、食欲不振、失眠、皮肤萎黄及肝胆、神经系统疾病，本经所过部位的病症。

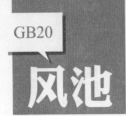

GB20

风池

提神醒脑护颈椎

风池穴是足少阳胆经的常用腧穴之一。中医有"头目风池主"之说，它能够治疗大部分风病，对眼病、颈椎病和外感风寒、内外风邪引发的头痛均有疗效。

| **功效主治** | 疏风清热，开窍镇痛；主治头痛、眩晕、颈痛、目赤痛、脑卒中、口眼歪斜等病症。

| **经穴疗法** | ①**按摩**：用拇指、食指夹提风池穴3～5分钟，以局部有酸胀感为度。
②**艾灸**：用艾条温和灸风池穴5～10分钟，以皮肤温热而无灼痛感为度。
③**刮痧**：用角刮法刮拭风池穴1～3分钟，以出痧为度。

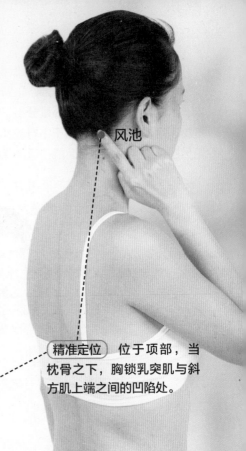

风池

精准定位 位于项部，当枕骨之下，胸锁乳突肌与斜方肌上端之间的凹陷处。

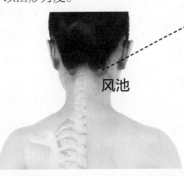

风池

老中医临床经验

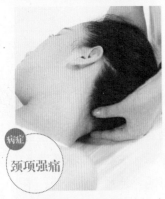

病症
颈项强痛

| **最佳疗法** | 按摩或刮痧

| **穴位配方** | 风池配大椎、后溪

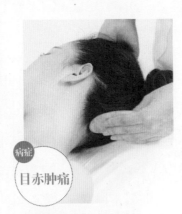

病症
目赤肿痛

| **最佳疗法** | 刮痧

| **穴位配方** | 风池配睛明、太阳、太冲

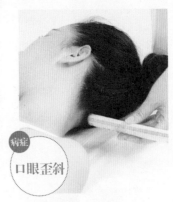

病症
口眼歪斜

| **最佳疗法** | 艾灸

| **穴位配方** | 风池配阳白、颧髎、颊车

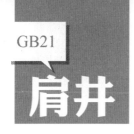

GB21

肩井
舒筋活络疗肩痛

肩井穴是足少阳胆经的常用腧穴之一。刺激该穴能改善肩部血液循环，使僵硬的肩膀逐渐得到放松，缓解肩部疾患。

| 功效主治 | 祛风清热，活络消肿；主治肩部酸痛、肩周炎、眼睛疲劳、耳鸣、高血压等病症。

| 经穴疗法 | ①按摩：用拇指指腹揉按肩井穴3～5分钟，以局部有酸胀感为度。
②艾灸：用艾条温和灸肩井穴5～10分钟，以皮肤温热而无灼痛感为度。
③刮痧：用面刮法刮拭肩井穴1～3分钟，以出痧为度。

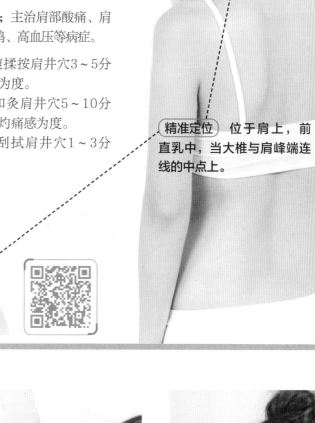

肩井

（精准定位） 位于肩上，前直乳中，当大椎与肩峰端连线的中点上。

肩井

老中医临床经验

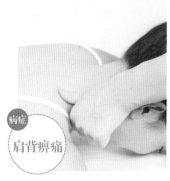

病症
肩背痹痛

| 最佳疗法 | 按摩
| 穴位配方 | 肩井配肩髎、天宗

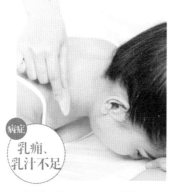

病症
乳痈、乳汁不足

| 最佳疗法 | 刮痧或按摩
| 穴位配方 | 肩井配乳根、少泽

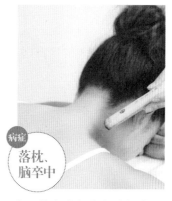

病症
落枕、脑卒中

| 最佳疗法 | 艾灸或按摩
| 穴位配方 | 肩井配大椎、列缺、足三里

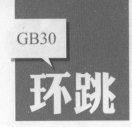

环跳

强健腰膝祛风湿

GB30

环跳穴是足少阳胆经的常用腧穴之一，主下肢动作，是治疗腰腿疾病的重要穴位。经常刺激本穴可祛风化湿、强健腰膝，为广大腰腿痛患者减轻痛苦。

| **功效主治** | 利腰腿，通经络；主治下肢麻痹、坐骨神经痛、半身不遂、腰腿痛等病症。

| **经穴疗法** | ①**按摩**：用手掌大鱼际擦按环跳穴5～10分钟，以局部皮肤发热为宜。
②**刮痧**：用刮痧板的边缘刮拭环跳穴1～3分钟，以出痧为度。
③**艾灸**：用艾条温和灸环跳穴5～10分钟，以皮肤温热而无灼痛感为度。

（**精准定位**） 位于股骨大子最高点与骶管裂孔连线外1/3与中1/3交点处。

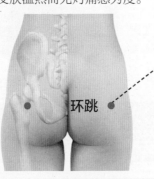

环跳

● 环跳

老中医临床经验

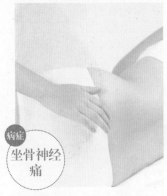

（病症）
坐骨神经痛

| **最佳疗法** | 按摩或刮痧

| **穴位配方** | 环跳配殷门、阳陵泉、委中、昆仑

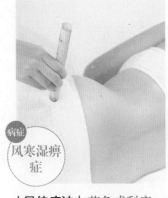

（病症）
风寒湿痹症

| **最佳疗法** | 艾灸或刮痧

| **穴位配方** | 环跳配居髎、委中、悬钟

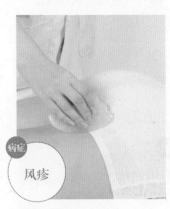

（病症）
风疹

| **最佳疗法** | 刮痧

| **穴位配方** | 环跳配风池、曲池

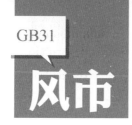

GB31

风市

祛风化湿通经络

风市穴是足少阳胆经的常用穴之一，是治疗风邪的要穴。"风为百病之长"，治风可起到同治诸邪的作用。经常刺激风市穴有祛风化湿、通经活络的作用。

| 功效主治 | 祛风化湿，通经活络；主治半身不遂、下肢痿痹、坐骨神经痛、头痛等病症。

| 经穴疗法 | ①**按摩**：用拇指指腹压揉风市穴2～3分钟，以局部有酸胀感为度。
②**艾灸**：用艾条温和灸风市穴5～10分钟，以热感循经传导、气至病所为佳。
③**拔罐**：将气罐吸附在风市穴上，留罐10分钟，以局部皮肤潮红、充血为度。

●风市

精准定位 位于大腿外侧部的中线上，当腘横纹水平线上7寸。

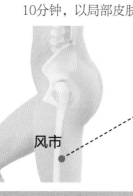

●风市

老中医临床经验

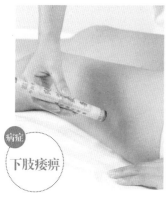

病症
下肢痿痹

| 最佳疗法 | 艾灸或按摩

| 穴位配方 | 风市配悬钟、阳陵泉

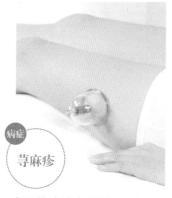

病症
荨麻疹

| 最佳疗法 | 拔罐

| 穴位配方 | 风市配风池、曲池、血海

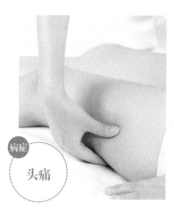

病症
头痛

| 最佳疗法 | 按摩

| 穴位配方 | 风市配太阳、头维

GB39

悬钟
利腿降压两不误

悬钟穴别名绝骨，属足少阳胆经，八会穴之髓会。它专管人体骨髓的汇聚，善治下肢疾患，而"髓生血"，故该穴有较强的疏通经络、行气活血的功能。

| **功效主治** | 泻胆火，舒筋脉；主治头痛、腰痛、胸腹胀满、半身不遂、脚气等病症。

| **经穴疗法** | ①**按摩**：用拇指指腹揉按悬钟穴3~5分钟，以局部有酸胀感为度。
②**艾灸**：用艾条温和灸悬钟穴5~10分钟，以皮肤温热而无灼痛感为度。
③**刮痧**：用角刮法刮拭悬钟穴3分钟，稍出痧即可。

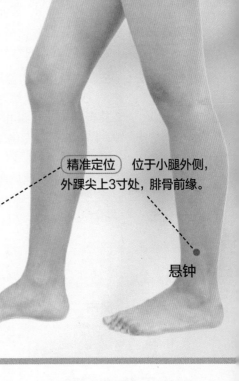

（**精准定位**） 位于小腿外侧，外踝尖上3寸处，腓骨前缘。

悬钟

悬钟

老中医临床经验

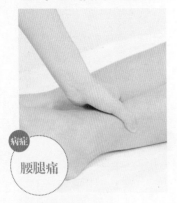

病症
腰腿痛

| **最佳疗法** | 按摩

| **穴位配方** | 悬钟配肾俞、膝阳关、阳陵泉

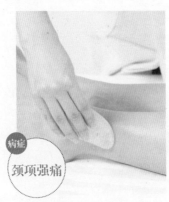

病症
颈项强痛

| **最佳疗法** | 刮痧或按摩

| **穴位配方** | 悬钟配风池、后溪

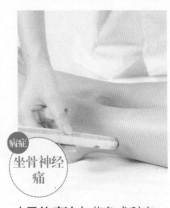

病症
坐骨神经痛

| **最佳疗法** | 艾灸或刮痧

| **穴位配方** | 悬钟配环跳、风市、阳陵泉

足厥阴肝经起于足大趾爪甲后丛毛处，向上至内踝前1寸处，沿胫骨内缘，在内踝上8寸处交足太阴脾经后，上行过膝内侧，进入阴毛中，绕阴器，至小腹，穿过膈肌，分布于胁肋部。沿喉咙后边，进入鼻咽部，连接目系，与督脉会于头顶部。其分支从肝分出，穿过膈肌注入肺，经气由此处与手太阴肺经相接。

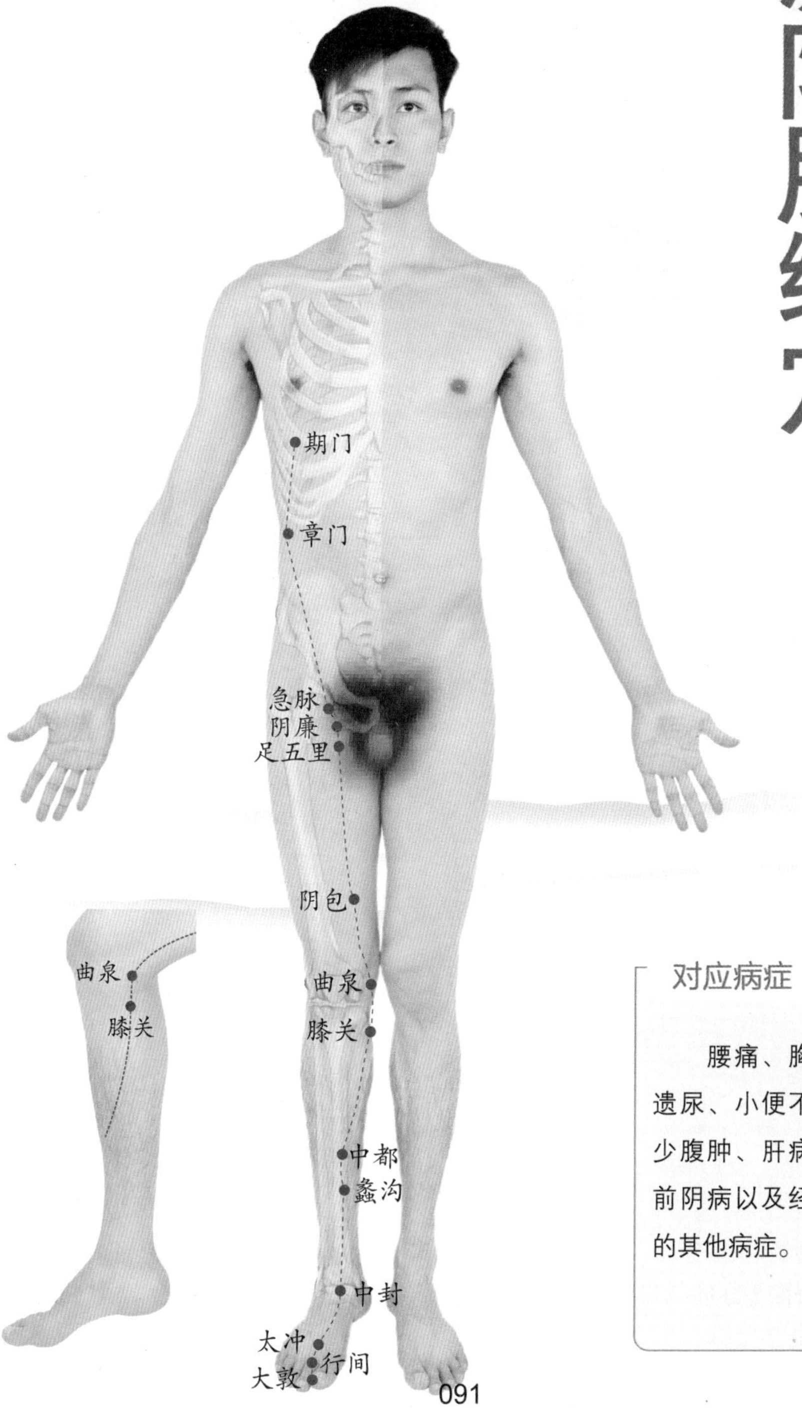

期门
章门
急脉
阴廉
足五里
阴包
曲泉
曲泉
膝关
膝关
中都
蠡沟
中封
太冲
行间
大敦

对应病症

腰痛、胸满、呃逆、遗尿、小便不利、疝气、少腹肿、肝病、妇科病、前阴病以及经脉循行部位的其他病症。

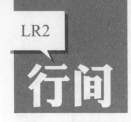

LR2

行间
疏肝泻火治热病

行间穴是足厥阴肝经上的主要穴道之一，善清泻邪火，可治热病。肝火旺盛，易出现口干舌燥、口苦、口臭等热证，经常刺激本穴，可缓解此类病症。

| **功效主治** | 清热泻火，凉血安神；主治目赤肿痛、失眠、神经衰弱、尿痛、腹胀等病症。

| **经穴疗法** | ①**按摩**：用拇指指尖掐按行间穴3～5次，以局部有酸痛感为度。
②**艾灸**：用艾条温和灸行间穴5～20分钟，以皮肤温热而无灼痛感为度。
③**刮痧**：用角刮法刮拭行间穴3分钟，以出痧为度。

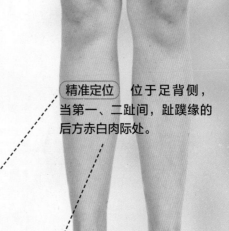

精准定位　位于足背侧，当第一、二趾间，趾蹼缘的后方赤白肉际处。

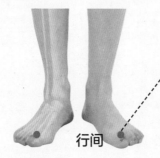

行间

行间

老中医临床经验

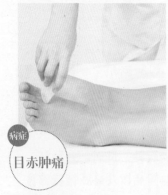

病症

目赤肿痛

| **最佳疗法** | 刮痧
| **穴位配方** | 行间配睛明、太阳

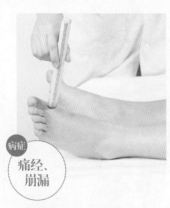

病症

痛经、崩漏

| **最佳疗法** | 艾灸
| **穴位配方** | 行间配气海、地机、三阴交

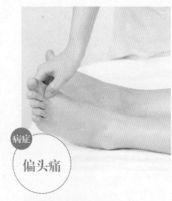

病症

偏头痛

| **最佳疗法** | 按摩
| **穴位配方** | 行间配百会、风池、率谷

LR3

太冲 祛除肝火消怒气

太冲穴为足厥阴肝经上的重要穴道之一，为肝经之原穴。肝火旺盛得不到发泄，人就容易发怒生气。怒大伤肝伤肾，刺激该穴可疏肝理气，使人心平气和。

| **功效主治** | 平肝理血，清利下焦；主治头痛、眩晕、疝气、月经不调、胁痛等病症。

| **经穴疗法** | ①按摩：用拇指指尖掐按太冲穴3~5次，以局部有酸痛感为度。
②艾灸：用艾条温和灸太冲穴5~20分钟，以皮肤温热而无灼痛感为度。
③刮痧：用角刮法刮拭太冲穴3~5分钟，以出痧为度。

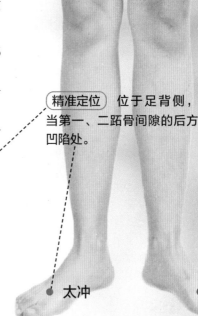

（精准定位） 位于足背侧，当第一、二跖骨间隙的后方凹陷处。

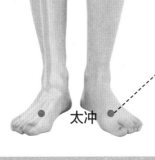

太冲

太冲

老中医临床经验

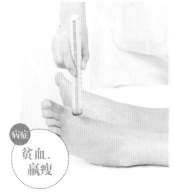

病症 贫血、羸瘦

| **最佳疗法** | 艾灸

| **穴位配方** | 太冲配肝俞、膈俞、太溪、血海

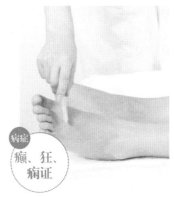

病症 癫、狂、痫证

| **最佳疗法** | 刮痧

| **穴位配方** | 太冲配间使、鸠尾、心俞、肝俞

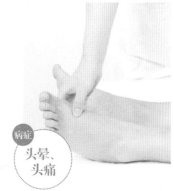

病症 头晕、头痛

| **最佳疗法** | 按摩

| **穴位配方** | 太冲配百会、合谷

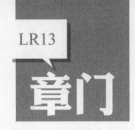

LR13

章门

五脏疾患脾为先

章门穴属足厥阴肝经，八会穴之脏会，统治五脏疾病。五脏之气禀于脾，脾气在本穴汇合，凡和五脏相关的疾病都可以通过刺激本穴得到治疗或者缓解。

| 功效主治 | 疏肝健脾，理气散结；主治胸胁胀痛、呕吐、腹胀、泄泻、肝炎等病症。

| 经穴疗法 | ①按摩：用拇指指腹揉按章门穴100～200次，以局部有酸胀感为度。

②艾灸：用艾条温和灸章门穴5～20分钟，以皮肤温热而无灼痛感为度。

③刮痧：用面刮法刮拭章门穴30次，力度微重，以出痧为度。

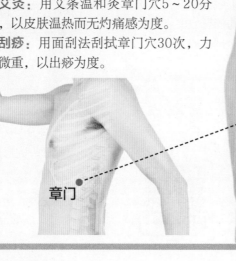

章门

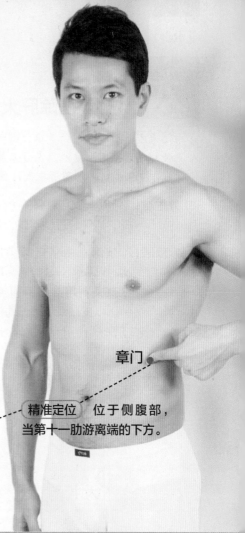

章门

精准定位 位于侧腹部，当第十一肋游离端的下方。

老中医临床经验

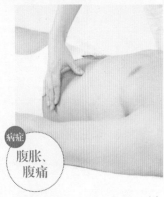

病症
腹胀、
腹痛

| 最佳疗法 | 按摩或刮痧

| 穴位配方 | 章门配梁门、足三里

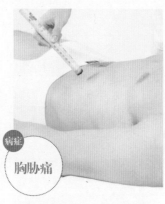

病症
胸胁痛

| 最佳疗法 | 艾灸或按摩

| 穴位配方 | 章门配内关、阳陵泉

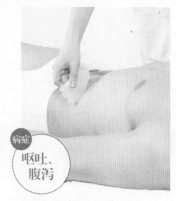

病症
呕吐、
腹泻

| 最佳疗法 | 刮痧

| 穴位配方 | 章门配太白、中脘、足三里

LR14
期门
养肝排毒功效佳

期门穴属足厥阴肝经，为肝经之募穴。肝失疏泄，人体毒素无法正常排出，可见便秘、口臭等病症。经常刺激本穴可增强肝脏的排毒功能。

| **功效主治** | 疏肝健脾，理气活血；主治胸胁胀痛、呕吐、饥不欲食、胸中热等病症。

| **经穴疗法** | ①**按摩**：用拇指指腹揉按期门穴100～200次，以局部有酸胀感为度。
②**艾灸**：用艾条温和灸期门穴5～20分钟，以皮肤温热而无灼痛感为度。
③**刮痧**：用面刮法从内而外刮拭期门穴穴3分钟，可不出痧。

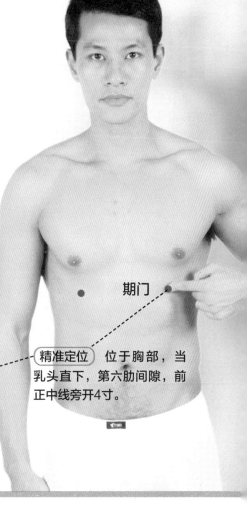

期门

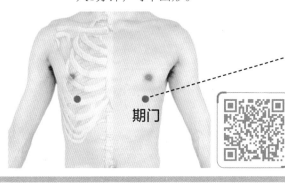

期门

（**精准定位**） 位于胸部，当乳头直下，第六肋间隙，前正中线旁开4寸。

老中医临床经验

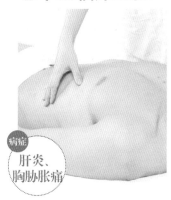

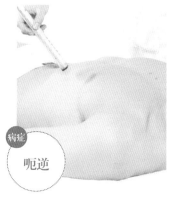

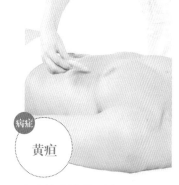

病症 肝炎、胸胁胀痛

| **最佳疗法** | 按摩或刮痧
| **穴位配方** | 期门配肝俞、膈俞

病症 呃逆

| **最佳疗法** | 艾灸或刮痧
| **穴位配方** | 期门配内关、足三里

病症 黄疸

| **最佳疗法** | 刮痧
| **穴位配方** | 期门配中封、阳陵泉

曲泉 通经止带润肌肤

曲泉穴属足厥阴肝经。肝脏是人体养分之源，只有保证肝血充足，才能得到源源不断的养分供应。刺激曲泉穴可使气血充足，经带调和，肌肤濡润。

| **功效主治** | 清利湿热，通调下焦；主治月经不调、痛经、带下、产后腹痛、遗精等病症。

| **经穴疗法** | ①**按摩：** 用拇指指腹揉按曲泉穴100~200次，以局部有酸胀感为度。
②**艾灸：** 用艾条温和灸曲泉穴5~20分钟，以皮肤温热而无灼痛感为度。

曲泉

曲泉

（**精准定位**） 位于膝部，腘横纹内侧端，半腱肌肌腱内缘凹陷处。

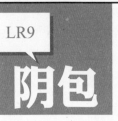

阴包 调经止痛畅气机

阴包穴是足厥阴肝经的重要穴位之一。女子以肝为先天，肝藏血，肝失调达，易发月经不调、痛经等妇科疾患。经常刺激阴包穴可缓解此类病症。

| **功效主治** | 调经止痛，舒经活络；主治头痛、月经不调、遗尿、小便不利、腰骶痛等病症。

| **经穴疗法** | ①**按摩：** 用拇指指腹揉按阴包穴100~200次，以局部有酸胀感为度。
②**艾灸：** 用艾条温和灸阴包穴5~20分钟，以皮肤温热而无灼痛感为度。

阴包

阴包

（**精准定位**） 位于大腿内侧，当髌底上4寸，股薄肌与缝匠肌之间。

第十三节 任脉穴

任脉起于小腹内胞宫，下出会阴毛部，经阴阜，沿腹部正中线向上经过关元等穴，到达咽喉部天突穴，再上行到达下唇内，左右分行，环绕口唇，交会于督脉之龈交穴，再分别通过鼻翼两旁，上至眼眶下承泣穴，交于足阳明经。

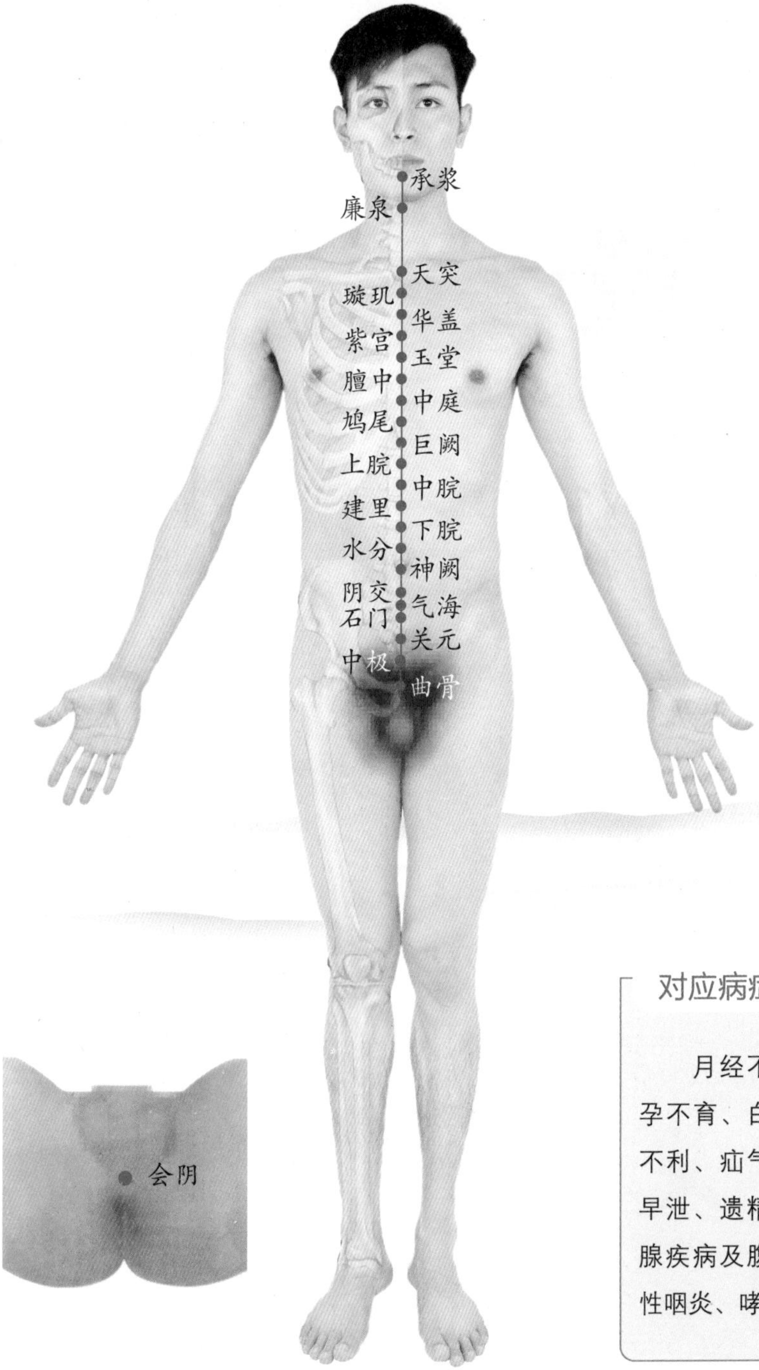

承浆
廉泉
天突
璇玑
华盖
紫宫
玉堂
膻中
中庭
鸠尾
巨阙
上脘
中脘
建里
下脘
水分
神阙
阴交
气海
石门
关元
中极
曲骨
会阴

对应病症

月经不调、痛经、不孕不育、白带异常、小便不利、疝气、阴部肿痛、早泄、遗精、遗尿、前列腺疾病及腹胀、呕吐、慢性咽炎、哮喘等病症。

中极

利水通淋调经带

中极穴是任脉常用穴位之一，为膀胱之募穴，善治各种膀胱病症。本穴对于调理内在不通的疾病疗效亦显著，如女性月经不畅、痛经等都可以找它。

| **功效主治** | 健脾益气，益肾固精；主治小便不利、阳痿、早泄、痛经、膀胱炎等病症。

| **经穴疗法** | ①按摩：用拇指指尖揉按中极穴3～5分钟，以局部有酸胀感为度。

②艾灸：用艾条温和灸中极穴5～10分钟，以皮肤温热而无灼痛感为度。

③刮痧：用角刮法刮拭中极穴30次，力度微重，以皮肤出现潮红为度。

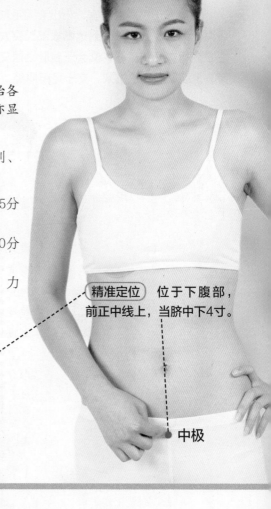

（精准定位） 位于下腹部，前正中线上，当脐中下4寸。

中极

中极

中极

老中医临床经验

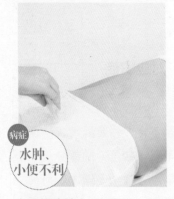

病症
水肿、小便不利

| **最佳疗法** | 刮痧
| **穴位配方** | 中极配水分、三焦俞、三阴交、气海

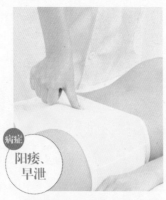

病症
阳痿、早泄

| **最佳疗法** | 按摩或艾灸
| **穴位配方** | 中极配大赫、肾俞、三阴交

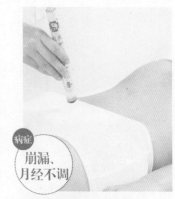

病症
崩漏、月经不调

| **最佳疗法** | 艾灸
| **穴位配方** | 中极配次髎、百会、子宫、带脉

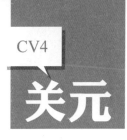

CV4

关元

培元固本疗虚损

关元穴是任脉常用穴位之一，是"男子藏精，女子蓄血之处"，自古以来就是养生要穴，用于治疗元气虚损病症、妇科病症和下焦病症等效果显著。

| **功效主治** | 培元固本，降浊升清；主治遗精、阳痿、遗尿、尿潴留、痛经等病症。

| **经穴疗法** | ①**按摩**：用手掌根部推揉关元穴2～3分钟，以局部皮肤发热为宜。
②**艾灸**：用艾条温和灸关元穴5～10分钟，以皮肤温热而无灼痛感为度。
③**拔罐**：将气罐吸附在关元穴上，留罐10分钟，以局部皮肤潮红为度。

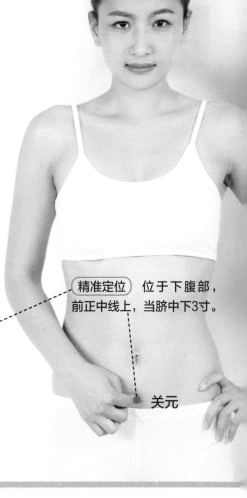

(精准定位) 位于下腹部，前正中线上，当脐中下3寸。

关元

关元

老中医临床经验

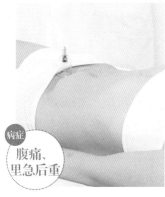

(病症) **腹痛、里急后重**

| **最佳疗法** | 拔罐或按摩
| **穴位配方** | 关元配脾俞、公孙、大肠俞、足三里

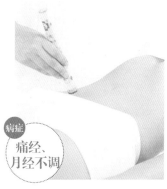

(病症) **痛经、月经不调**

| **最佳疗法** | 艾灸或按摩
| **穴位配方** | 关元配血海、中极、三阴交

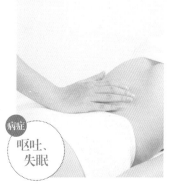

(病症) **呕吐、失眠**

| **最佳疗法** | 按摩
| **穴位配方** | 关元配内关、中脘

CV12

中脘

善治腑病胃为先

中脘穴属任脉，八会穴之腑会，为胃之募穴。故本穴可用治腑病，尤以胃的疾患为先。经常刺激中脘穴，对胃脘胀痛、食欲不振等脾胃病有很好的疗效。

| **功效主治** | 和胃健脾，降逆利水；主治腹胀、呕吐、疳积、便秘、黄疸、头痛等病症。

| **经穴疗法** | ①按摩：用食指、中指指端揉按中脘穴3～5分钟，以局部有酸胀感为度。
②刮痧：用刮痧板的角部刮拭中脘穴1～3分钟，以出痧为度。
③艾灸：用艾条温和灸中脘穴5～10分钟，以皮肤温热而无灼痛感为度。

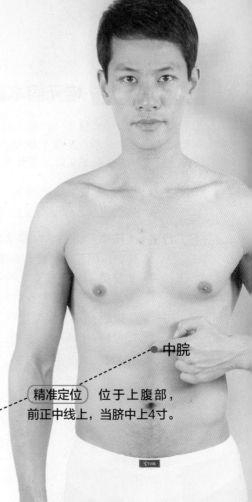

中脘

（**精准定位**） 位于上腹部，前正中线上，当脐中上4寸。

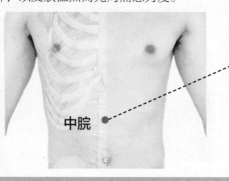

中脘

老中医临床经验

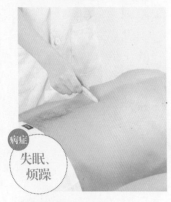

病症
失眠、烦躁

| **最佳疗法** | 刮痧
| **穴位配方** | 中脘配百会、足三里、神门

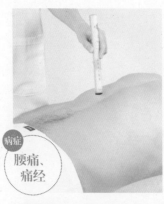

病症
腰痛、痛经

| **最佳疗法** | 艾灸
| **穴位配方** | 中脘配阳池、胞门、子宫

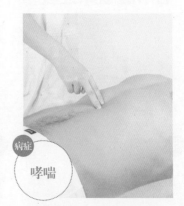

病症
哮喘

| **最佳疗法** | 按摩或刮痧
| **穴位配方** | 中脘配膻中、天突、丰隆

CV17

膻中

宽胸理气护心胸

膻中穴属任脉，是心包经经气及一身宗气聚集之处，为治疗胸闷气急的要穴。刺激该穴可通过调节神经功能，松弛平滑肌，扩张冠状血管及消化道内腔径。

| 功效主治 | 活血通络，止咳平喘；主治胸痛、腹痛、呼吸困难、咳嗽、心悸等病症。

| 经穴疗法 | ①按摩：用手掌大鱼际擦按膻中穴5～10分钟，以局部皮肤发热为宜。
②艾灸：用艾条温和灸膻中穴5～10分钟，以皮肤温热而无灼痛感为度。
③刮痧：用角刮法刮拭膻中穴30次，稍出痧即可。

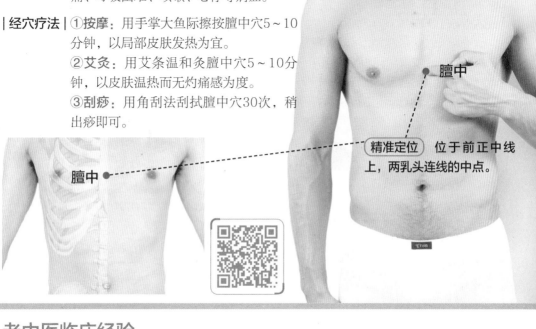

膻中

膻中

精准定位 位于前正中线上，两乳头连线的中点。

老中医临床经验

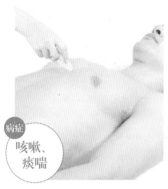

病症
咳嗽、痰喘

| 最佳疗法 | 刮痧
| 穴位配方 | 膻中配肺俞、丰隆、内关

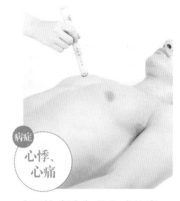

病症
心悸、心痛

| 最佳疗法 | 艾灸或按摩
| 穴位配方 | 膻中配内关、厥阴俞

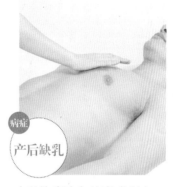

病症
产后缺乳

| 最佳疗法 | 按摩或刮痧
| 穴位配方 | 膻中配乳根、合谷、三阴交、少泽

CV22

天突

通利气道止咳喘

天突穴属任脉。寒冷时节是慢性支气管炎病发、急性加重期，广大患者苦不堪言。刺激该穴可以缓解咳嗽、气短、喘息等症状，减轻患者痛苦。

| 功效主治 | 宣通肺气，化痰止咳；主治胸痛、咳嗽、打嗝、哮喘、咽喉肿痛等病症。

| 经穴疗法 | ①**按摩**：用食指、中指指腹揉按天突穴200~300次，以局部有酸胀感为度。
②**艾灸**：用艾条温和灸天突穴10分钟，以皮肤温热而无灼痛感为度。
③**刮痧**：用刮痧板的角部刮拭天突穴30次，力度轻柔，可不出痧。

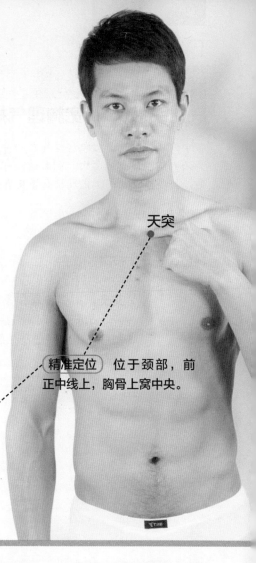

天突

精准定位　位于颈部，前正中线上，胸骨上窝中央。

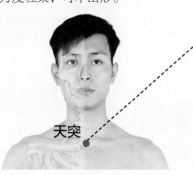

天突

老中医临床经验

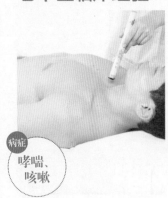

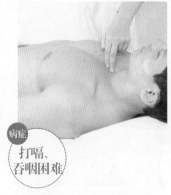

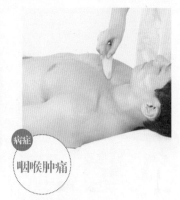

病症
哮喘、咳嗽

| 最佳疗法 | 艾灸或按摩

| 穴位配方 | 天突配定喘、鱼际

病症
打嗝、吞咽困难

| 最佳疗法 | 按摩或刮痧

| 穴位配方 | 天突配内关、中脘

病症
咽喉肿痛

| 最佳疗法 | 刮痧

| 穴位配方 | 天突配少商、天容

督脉起于小腹内胞宫，下出会阴部，向后行于腰背正中至尾骶部的长强穴，沿脊柱上行，经项后部至风府穴，进入脑内，沿头部正中线，上行至巅顶百会穴，经前额下行鼻柱至鼻尖的素髎穴，过人中，至上齿正中的龈交穴。

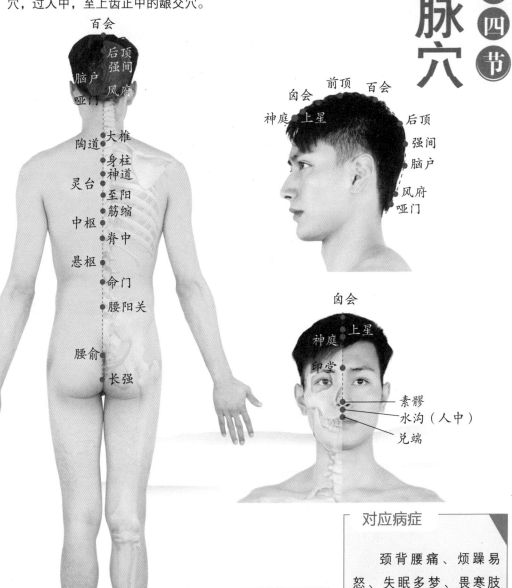

百会

后顶
强间
脑户
风府
哑门

囟会　前顶　百会
神庭　上星　　　后顶
　　　　　　　强间
　　　　　　　脑户
　　　　　　　风府
　　　　　　　哑门

陶道　大椎
身柱
神道
灵台　至阳
筋缩
中枢　脊中
悬枢　命门
腰阳关
腰俞
长强

囟会
神庭　上星
印堂
　　　　　素髎
　　　　　水沟（人中）
　　　　　兑端

龈交

对应病症

颈背腰痛、烦躁易怒、失眠多梦、畏寒肢冷、头晕目眩、手足震颤、脑卒中、健忘、痔疮、脱肛、子宫脱垂以及经脉所过部位病症。

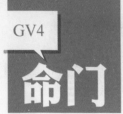

GV4

命门

调理生殖温补法

命门穴属督脉，在男子能藏生殖之精，在女子则紧密联系着胞宫，对两性生殖功能有重要影响；整个人体的生命活动都由它激发和主持。

| 功效主治 | 温和肾阳，健腰益肾；主治腰痛、前列腺炎、阳痿、遗精、早泄等病症。

| 经穴疗法 | ①按摩：用拇指指腹揉按命门穴100~200次，以局部有酸胀感为度。
②艾灸：用艾条温和灸命门穴5~10分钟，以皮肤温热而无灼痛感为度。
③刮痧：用面刮法刮拭命门穴1~2分钟，以出痧为度。

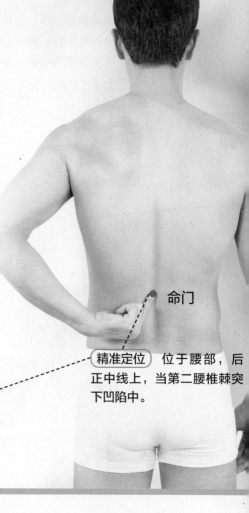

命门

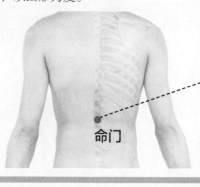

命门

精准定位 位于腰部，后正中线上，当第二腰椎棘突下凹陷中。

老中医临床经验

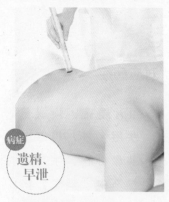

病症
遗精、
早泄

| 最佳疗法 | 艾灸
| 穴位配方 | 命门配肾俞、太溪

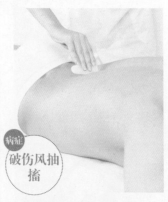

病症
破伤风抽搐

| 最佳疗法 | 刮痧
| 穴位配方 | 命门配百会、筋缩

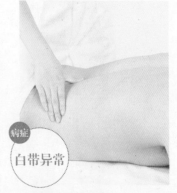

病症
白带异常

| 最佳疗法 | 按摩
| 穴位配方 | 命门配带脉、肾俞

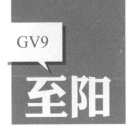

至阳

利胆退黄治脊强

至阳穴属督脉，其脉循行脊中，故可治疗脊强；本穴位于背部，故可治疗胸背痛；背属阳，督脉为阳脉，故本穴为阳之极，可助脾阳除湿热，为治黄疸要穴。

| **功效主治** | 利胆退黄，安和五脏；主治黄疸、咳嗽、气喘、胃痉挛、胆囊炎等病症。

| **经穴疗法** | ①按摩：用拇指指端点按至阳穴200次，以局部有酸胀感为度。
②艾灸：用艾条温和灸至阳穴5～10分钟，以皮肤温热而无灼痛感为度。
③刮痧：用面刮法刮拭至阳穴3分钟，以皮肤潮红为度。

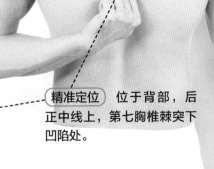

至阳

（精准定位） 位于背部，后正中线上，第七胸椎棘突下凹陷处。

至阳

老中医临床经验

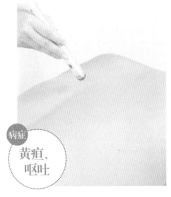

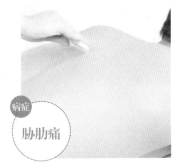

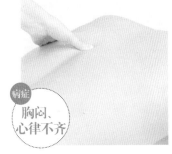

病症 黄疸、呕吐

| **最佳疗法** | 艾灸
| **穴位配方** | 至阳配日月、阳陵泉

病症 胁肋痛

| **最佳疗法** | 刮痧
| **穴位配方** | 至阳配日月、期门

病症 胸闷、心律不齐

| **最佳疗法** | 按摩
| **穴位配方** | 至阳配心俞、内关

GV12

身柱 宁神镇咳治脊强

身柱穴属督脉，其脉行于脊中，故可治疗脊背强痛；本穴近心肺，肺主气，心主神明，经常按揉本穴对呼吸系统及神经系统有较好的保健作用。

| **功效主治** | 宣肺清热，宁神镇咳；主治咳嗽、哮喘、肺炎、脊背强痛、多梦等病症。

| **经穴疗法** | ①按摩：用食指、中指指腹揉按身柱穴2~3分钟，以局部有酸胀感为度。
②艾灸：用艾条温和灸身柱穴10分钟，以皮肤温热而无灼痛感为度。
③刮痧：用刮痧板的角部刮拭身柱穴3分钟，以出痧为度。

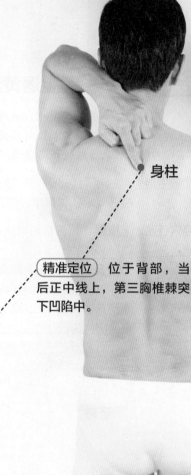

精准定位 位于背部，当后正中线上，第三胸椎棘突下凹陷中。

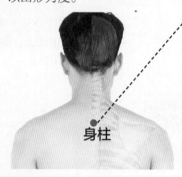

身柱

老中医临床经验

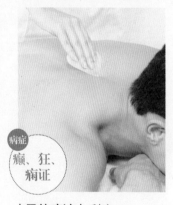

病症 癫、狂、痫证

| **最佳疗法** | 刮痧

| **穴位配方** | 身柱配水沟、内关、丰隆、心俞

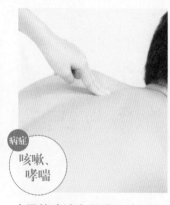

病症 咳嗽、哮喘

| **最佳疗法** | 按摩

| **穴位配方** | 身柱配风池、合谷、大椎

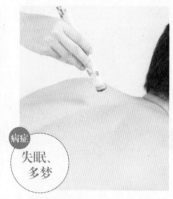

病症 失眠、多梦

| **最佳疗法** | 艾灸

| **穴位配方** | 身柱配内关、百会、神门

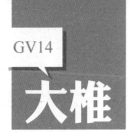

GV14

大椎

振奋阳气疗热病

大椎穴属督脉，是督脉与十二正经中所有阳经的交会点，总督一身之阳，故本穴可治全身热病及外感之邪。只要给大椎穴适当的刺激，就可以恢复体力。

| **功效主治** | 清热解表，截疟止痫；主治风疹、热病、呃逆、项强、骨蒸潮热等病症。

| **经穴疗法** | ①**按摩**：用食指、中指指腹揉按大椎穴100～200次，以局部有酸胀感为度。
②**艾灸**：用艾条温和灸大椎穴10～15分钟，以皮肤温热而无灼痛感为度。
③**刮痧**：用角刮法刮拭大椎穴3分钟，力度适中，稍出痧即可。

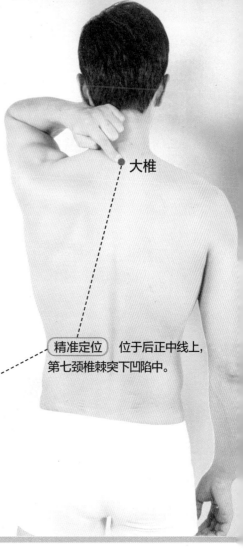

大椎

精准定位 位于后正中线上，第七颈椎棘突下凹陷中。

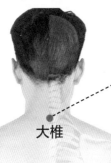

大椎

老中医临床经验

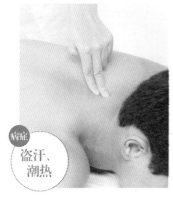

病症 盗汗、潮热

| **最佳疗法** | 按摩

| **穴位配方** | 大椎配肺俞、三阴交

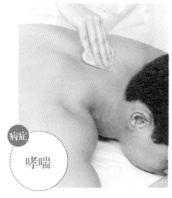

病症 哮喘

| **最佳疗法** | 刮痧或按摩

| **穴位配方** | 大椎配定喘、孔最

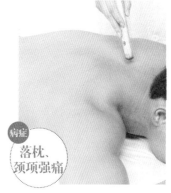

病症 落枕、颈项强痛

| **最佳疗法** | 艾灸或刮痧

| **穴位配方** | 大椎配列缺、肩井

GV20

百会

醒脑开窍和阴阳

百会穴属督脉，因头为诸阳之会，穴居颠顶，联系脑部，是调节大脑功能的要穴。同时，本穴为百脉之宗，连贯周身经穴，能调节机体的阴阳平衡。

|功效主治| 熄风醒脑，升阳固脱；主治头痛、鼻塞、眩晕、脱发、脑卒中失语等病症。

|经穴疗法| ①按摩：用拇指指腹揉按百会穴60～100次，以局部有酸胀感为度。
②艾灸：用艾条回旋灸百会穴10～15分钟，以皮肤温热而无灼痛感为度。
③刮痧：用刮痧板的角部刮拭百会穴1～2分钟，力度轻柔。

百会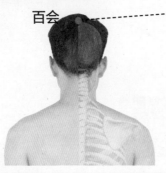

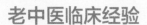

百会

(**精准定位**) 位于头部，当前发际正中直上5寸，或两耳尖连线的中点处。

老中医临床经验

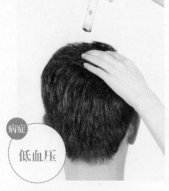

病症
低血压

|最佳疗法| 艾灸或按摩
|穴位配方| 百会配人中、足三里

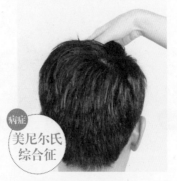

病症
美尼尔氏综合征

|最佳疗法| 按摩
|穴位配方| 百会配养老、风池、足临泣

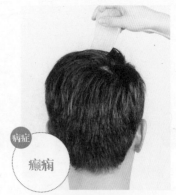

病症
癫痫

|最佳疗法| 刮痧
|穴位配方| 百会配人中、京骨

经外奇穴指不归属于十四经，但具有一定名称、固定位置和一定主治作用的腧穴。经外奇穴一般都是在阿是穴的基础上发展来的，其中部分穴位如膏肓俞、厥阴俞等，后来还补充到十四经穴中，可见经外奇穴本身又是经穴发展的来源。有的经外奇穴并不专指某一个部位，而是指一组腧穴，如十宣、八邪、八风等。经外奇穴在临床应用上，针对性较强，如四缝治疳积、太阳治目赤等。

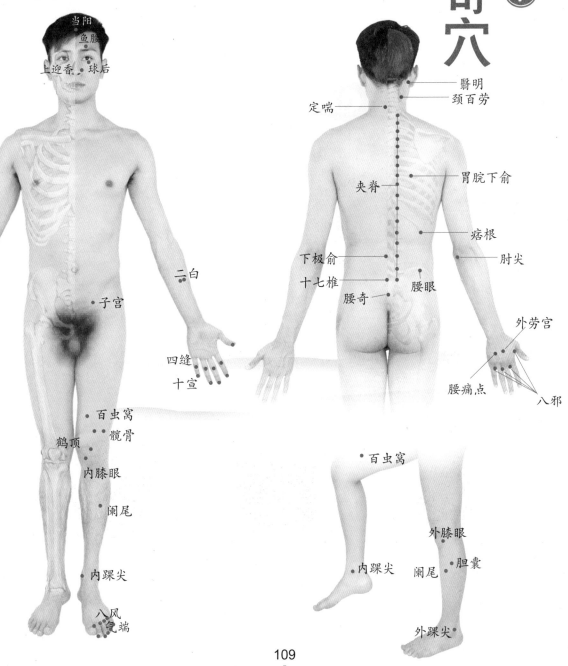

当阳
鱼腰
上迎香　球后
二白
子宫
四缝
十宣
百虫窝
髋骨
鹤顶
内膝眼
阑尾
内踝尖
八风
气端

翳明
颈百劳
定喘
胃脘下俞
夹脊
痞根
肘尖
下极俞
十七椎
腰眼
腰奇
外劳宫
腰痛点
八邪
百虫窝
外膝眼
胆囊
内踝尖
阑尾
外踝尖

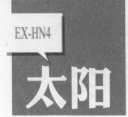

太阳

醒脑开窍解疲劳

太阳穴属经外奇穴。当人们长时间用脑后，太阳穴往往会出现重压或胀痛的感觉，这就是大脑疲劳的信号，这时施以按摩效果会非常显著。

| **功效主治** | 清肝明目，通络止痛；主治头痛、头晕、失眠、目赤肿痛等病症。

| **经穴疗法** | ①**按摩**：用拇指指腹揉按太阳穴30~50次，以局部有酸胀感为度。
②**艾灸**：用艾条温和灸太阳穴10分钟，以皮肤温热而无灼痛感为度。
③**刮痧**：用角刮法刮拭太阳穴1~2分钟，力度轻柔，可不出痧。

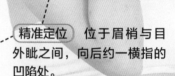

精准定位 位于眉梢与目外眦之间，向后约一横指的凹陷处。

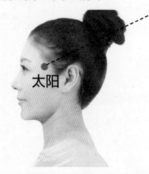

老中医临床经验

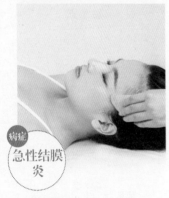

病症 急性结膜炎

| **最佳疗法** | 刮痧或按摩
| **穴位配方** | 太阳配当阳、耳尖

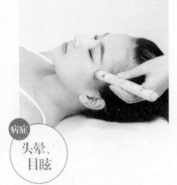

病症 头晕、目眩

| **最佳疗法** | 艾灸
| **穴位配方** | 太阳配通里、风池

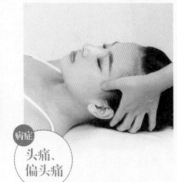

病症 头痛、偏头痛

| **最佳疗法** | 按摩或刮痧
| **穴位配方** | 太阳配列缺、头维

110

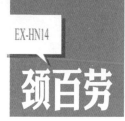

EX-HN14

颈百劳
滋养肺阴止咳喘

颈百劳穴属经外奇穴。肺阴亏损，内热自生，虚火灼伤肺络，易出现咯血、潮热等病症。经常刺激此穴，可滋养肺阴、退热除蒸。

| **功效主治** | 养肺止咳，舒筋活络；主治哮喘、肺结核、角弓反张、颈项强痛等病症。

| **经穴疗法** | ①**按摩**：用食指、中指指端揉按颈百劳穴3~5分钟，以局部有酸胀感为度。
②**艾灸**：用艾条回旋灸颈百劳穴10分钟，以皮肤温热而无灼痛感为度。
③**刮痧**：用刮痧板的角部刮拭颈百劳穴2分钟，以出痧为度。

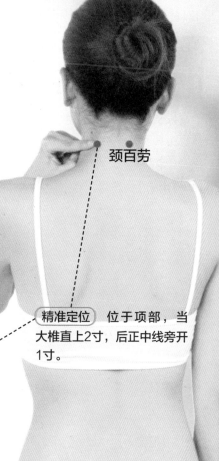

颈百劳

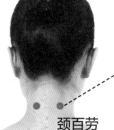

颈百劳

精准定位 位于项部，当大椎直上2寸，后正中线旁开1寸。

老中医临床经验

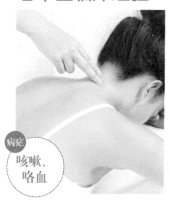

病症
咳嗽、咯血

| **最佳疗法** | 按摩
| **穴位配方** | 颈百劳配肺俞、孔最

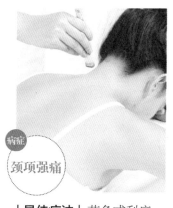

病症
颈项强痛

| **最佳疗法** | 艾灸或刮痧
| **穴位配方** | 颈百劳配肩井、大椎

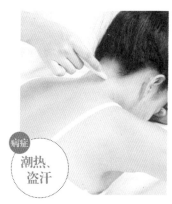

病症
潮热、盗汗

| **最佳疗法** | 刮痧或按摩
| **穴位配方** | 颈百劳配三阴交、合谷

EX-UE11

十宣

开窍苏厥治急症

十宣穴属经外奇穴，为急救要穴之一，有开窍醒神的作用，能宣散风热之邪。针对实热引起的急重症，如中暑昏迷，临床多点刺放血治疗。

| 功效主治 | 清热安神，醒脑开窍；主治急性咽喉炎、高血压、中暑、惊厥等病症。

| 经穴疗法 | ①按摩：用拇指指尖对指尖依次掐揉十宣穴各100次，以有刺痛感为宜。
②艾灸：用艾条温和灸十宣穴10～15分钟，以皮肤温热而无灼痛感为度。
③刮痧：用刮痧板边缘刮拭十宣穴各2分钟，以有酸痛感为宜。

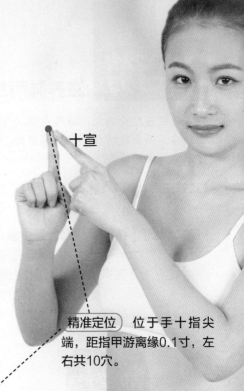

十宣

精准定位 位于手十指尖端，距指甲游离缘0.1寸，左右共10穴。

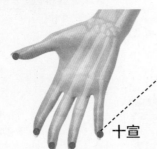

十宣

老中医临床经验

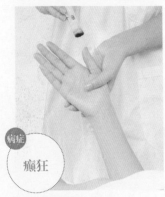

病症 癫狂

| 最佳疗法 | 艾灸

| 穴位配方 | 十宣配大椎、耳尖

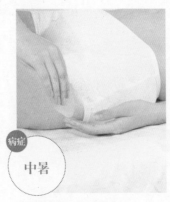

病症 中暑

| 最佳疗法 | 刮痧

| 穴位配方 | 十宣配人中、大椎、鸠尾

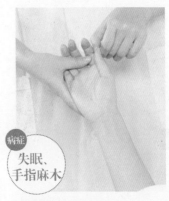

病症 失眠、手指麻木

| 最佳疗法 | 按摩

| 穴位配方 | 十宣配内关、神门、劳宫

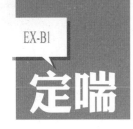

EX-B1

定喘 宣肺理气平咳喘

定喘穴属经外奇穴，有止咳平喘的作用，可治疗各种肺部疾患所引起的咳喘。若哮喘突发，喘息不止或因过敏刺激，呛咳不停，按揉此穴，可有效缓解症状。

| 功效主治 | 止咳平喘，通宣理肺；主治咳嗽、哮喘、支气管炎、肺结核、落枕等病症。

| 经穴疗法 | ①**按摩**：用拇指指腹推按定喘穴1~3分钟，以局部有酸胀感为度。
②**艾灸**：用艾条温和灸定喘穴5~10分钟，以皮肤温热而无灼痛感为度。
③**刮痧**：用角刮法刮拭定喘穴1~3分钟，以出痧为度。

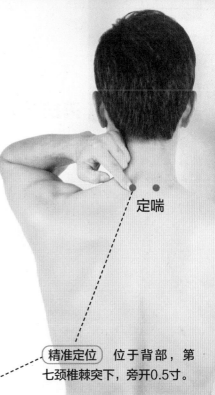

定喘

（精准定位） 位于背部，第七颈椎棘突下，旁开0.5寸。

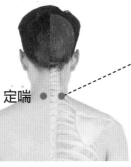

定喘

老中医临床经验

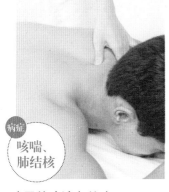

病症
咳喘、
肺结核

| 最佳疗法 | 按摩
| 穴位配方 | 定喘配肺俞、中府

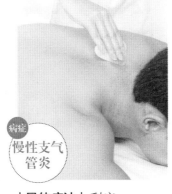

病症
慢性支气
管炎

| 最佳疗法 | 刮痧
| 穴位配方 | 定喘配涌泉、天突、丰隆

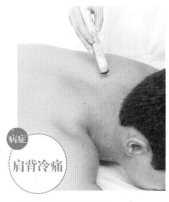

病症
肩背冷痛

| 最佳疗法 | 艾灸
| 穴位配方 | 定喘配肩井、肩中俞

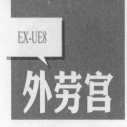

EX-UE8

外劳宫 落枕颈痛经验穴

外劳宫穴属经外奇穴，是治疗落枕的经验穴。一旦发生落枕或者颈部不适，按揉此穴位，疼痛可得到缓解。这个方法既能治疗落枕，又能预防颈椎病。

| **功效主治** | 祛风通络，舒筋活血；主治落枕、消化不良、腹痛、手背红肿等病症。

| **经穴疗法** | ①**按摩**：用拇指指端揉按外劳宫穴3～5分钟，以局部有酸胀感为度。
②**艾灸**：用艾条温和灸外劳宫穴3～5分钟，以皮肤温热而无灼痛感为度。
③**刮痧**：用刮痧板的角部刮拭外劳宫穴2分钟，稍出痧即可。

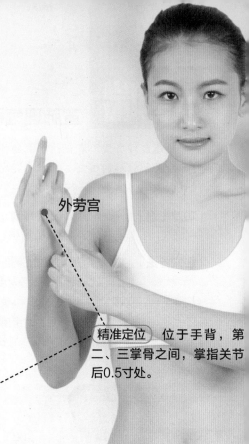

外劳宫

精准定位 位于手背，第二、三掌骨之间，掌指关节后0.5寸处。

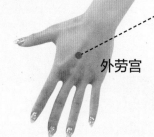

外劳宫

老中医临床经验

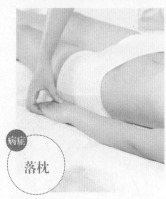

病症
落枕

| **最佳疗法** | 按摩或刮痧
| **穴位配方** | 外劳宫配后溪

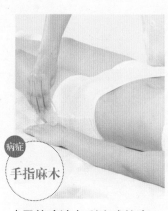

病症
手指麻木

| **最佳疗法** | 刮痧或按摩
| **穴位配方** | 外劳宫配合谷

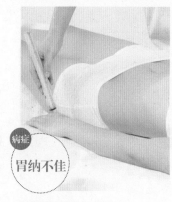

病症
胃纳不佳

| **最佳疗法** | 艾灸
| **穴位配方** | 外劳宫配足三里、脾俞、胃俞

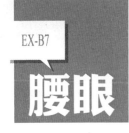

EX-B7

腰眼

强筋健骨利腰腿

腰眼穴属经外奇穴，现代常用于治疗腰腹部及下肢疾患。夏季常搓腰眼，还能防治湿气引起的腰痛，可使局部皮肤里丰富的毛细血管网扩张，促进血液循环。

| **功效主治** | 强腰健骨，畅达气血；主治腰肌劳损、腰腿疼痛、腹痛、坐骨神经痛等病症。

| **经穴疗法** | ①按摩：用手掌大鱼际揉按腰眼穴2～3分钟，以局部皮肤发热为宜。
②艾灸：用艾条温和灸腰眼穴10～15分钟，以皮肤温热而无灼痛感为度。
③刮痧：用角刮法刮拭腰眼穴3分钟，力度适中，稍出痧即可。

精准定位 位于腰部，第四腰椎棘突下，旁开约3.5寸凹陷中。

腰眼

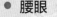
● 腰眼

老中医临床经验

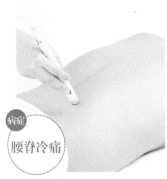

病症
腰脊冷痛

| **最佳疗法** | 艾灸
| **穴位配方** | 腰眼配命门、阳陵泉、后溪

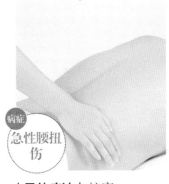

病症
急性腰扭伤

| **最佳疗法** | 按摩
| **穴位配方** | 腰眼配肾俞、腰阳关

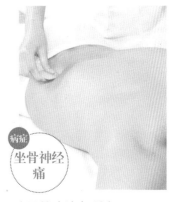

病症
坐骨神经痛

| **最佳疗法** | 刮痧
| **穴位配方** | 腰眼配秩边、委中、足三里

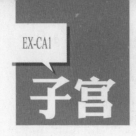

EX-CA1

子宫

女性福穴调生殖

子宫穴属经外奇穴，在日常生活中女性按摩本穴可以起到防治妇科疾病的作用。除此之外，它还是女性养生的小妙招，能调节女性生殖功能。

| 功效主治 | 调经止痛，理气和血；主治月经不调、痛经、子宫下垂、不孕症等病症。

| 经穴疗法 | ①按摩：用食指、中指指腹按压子宫穴2～3分钟，以局部有酸胀感为度。
②刮痧：用刮痧板的边缘刮拭子宫穴1～3分钟，力度轻柔，可不出痧。
③艾灸：用艾条温和灸子宫穴5～10分钟，以皮肤温热而无灼痛感为度。

（精准定位） 位于下腹部，当脐中下4寸，前正中线旁开3寸。

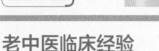

子宫

子宫

老中医临床经验

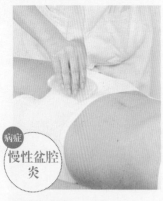

病症 慢性盆腔炎

| 最佳疗法 | 刮痧

| 穴位配方 | 子宫配关元、血海、阳陵泉

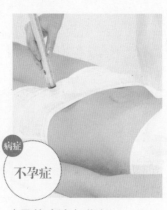

病症 不孕症

| 最佳疗法 | 艾灸

| 穴位配方 | 子宫配肾俞、三阴交

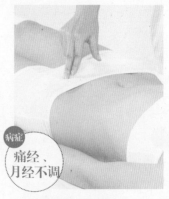

病症 痛经、月经不调

| 最佳疗法 | 按摩

| 穴位配方 | 子宫配肾俞、血海

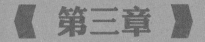

《 第三章 》

穴位对症治疗
各种常见病症

　　我们人体的每一个穴位都相当于一味中药，它们的任何一种神效，都是我们祖先用身体试验过而总结出来的。人生在世，难免会被小病小痛缠身，针药疗效无奈，特效穴位显灵，只要您学会使用经络并悟出穴位的深意，您就拥有了终生尽享健康的法宝。无论您在天涯海角，穴位伴您风雨同舟，为自己的身体开方，健康乾坤自在手上。本章将结合前文介绍33种生活常见病症的经穴疗法，做自己的好医生，健康一生。

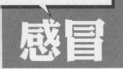

感冒

辨证施治祛表邪

　　感冒，中医称"伤风"，是一种由多种病毒引起的呼吸道常见病。感冒一般分为风寒感冒和风热感冒。风寒感冒的主要症状为：起病急，发热轻，恶寒重，头痛，周身酸痛，无汗，流清涕，咳嗽，吐清痰等。风热感冒的主要症状为：发热重，恶寒轻，流黄涕，咳吐黄痰，口渴，咽痛，大便干，小便黄，扁桃体肿大等。

扫一扫，
全部疗法视频看

按摩疗法

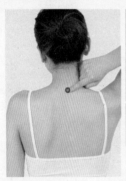
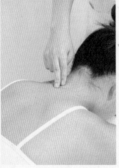

1 大椎

将食指、中指并拢，用两指指腹揉按大椎穴1～3分钟，以有酸胀感为度。

2 风池

将拇指与其余四指相对成钳形，拿捏风池穴1～3分钟，以有酸胀感为度。

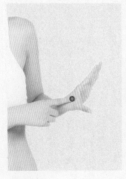
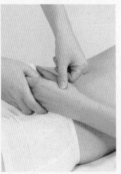

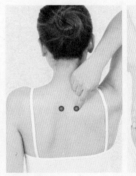
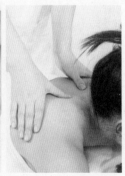

3 合谷

将拇指指腹置于合谷穴上，适当用力揉按1～3分钟，以有酸胀感为度。

4 肺俞

用拇指指腹点按肺俞穴，一按一松，操作3～5分钟，以有酸胀感为度。

刮痧 疗法

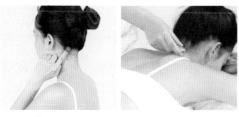

1 风池

用角刮法由上向下刮拭风池穴30次，由轻到重，反复刮至出痧为止。

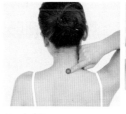

2 大椎

用角刮法由上向下刮拭大椎穴30次，以出痧为度。

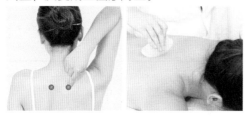

3 肺俞

用面刮法由上向下刮拭肺俞穴30次，以出痧为度。

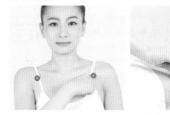

4 中府

用刮痧板的侧边从外向内反复刮拭中府穴30次，以出痧为度。

拔罐 疗法

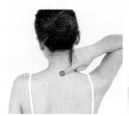

1 大椎

将火罐扣在大椎穴上，留罐15分钟，以局部皮肤泛红、充血为度。

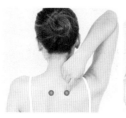

2 肺俞

将火罐扣在肺俞穴上，留罐15分钟，以局部皮肤泛红、充血为度。

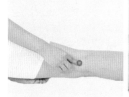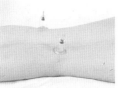

3 委中

将气罐吸附在委中穴上，留罐15分钟，以局部皮肤泛红、充血为度。

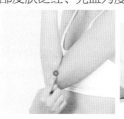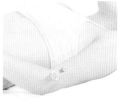

4 曲池

将气罐吸附在曲池穴上，留罐15分钟，以局部皮肤泛红、充血为度。

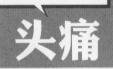

"穴"治小病小痛

头痛

涨痛闷痛肢困重

　　头痛是临床常见的症状。痛感有轻有重，疼痛时间有长有短，形式也多种多样。常见有涨痛、闷痛、撕裂样痛、针刺样痛，部分伴有血管搏动感及头部紧箍感，以及发热、恶心、呕吐、头晕、纳呆、肢体困重等症状。头痛的发病原因繁多，如神经痛、颅内病变、脑血管疾病、五官疾病等均可导致头痛。

扫一扫，
全部疗法视频看

按摩疗法

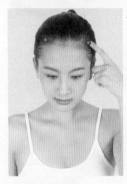

1 头维

用手指从前往后梳理头维穴，力度由轻渐重，再用拇指指腹揉按1～2分钟。

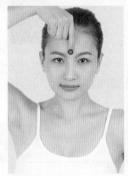

2 印堂

将拇指置于印堂穴上，揉按50次，力度适中，以有酸胀感为度。

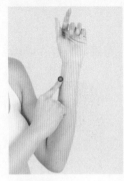

3 列缺

将拇指指腹置于列缺穴上揉按3分钟，力度适中，以有酸胀感为度。

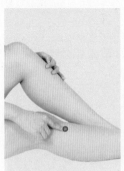

4 阳陵泉

将拇指指腹置于阳陵泉穴上揉按3分钟，力度适中，以有酸胀感为度。

刮痧 疗法

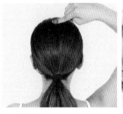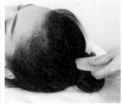

1 百会

用刮痧板角部自百会穴向四周呈放射性刮拭30次，力度以能承受为度。

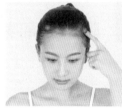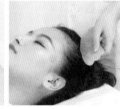

2 头维

用面刮法自上而下刮拭头维穴30次，以皮肤出现红晕为度。

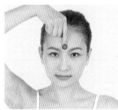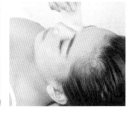

3 印堂

用角刮法刮拭印堂穴30次，力度适中，以潮红为度。

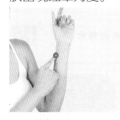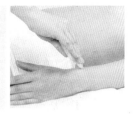

4 列缺

用角刮法刮拭列缺穴30次，力度微重，速度适中，以出痧为度。

艾灸 疗法

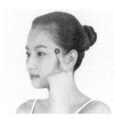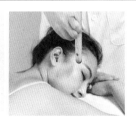

1 太阳

用艾条回旋灸太阳穴10～15分钟，以穴位处皮肤潮红为度。

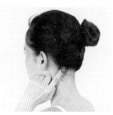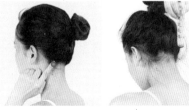

2 风池

用艾条回旋灸风池穴10～15分钟，以局部皮肤有温热感为度。

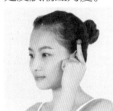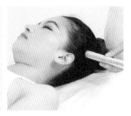

3 率谷

用艾条回旋灸率谷穴10～15分钟，热力要能够深入体内、直达病所。

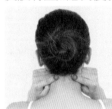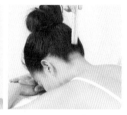

4 天柱

用艾条回旋灸天柱穴10～15分钟，以局部皮肤有温热感为度。

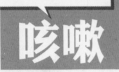
咳嗽

咽痒咽痛咳痰出

　　咳嗽是呼吸系统疾病的主要症状，中医认为咳嗽是因外感六淫影响于肺所致的有声有痰之症。咳嗽的原因有上呼吸道感染、支气管炎、肺炎、喉炎等。咳嗽的主要症状：喉痒欲咳；喉间有痰声，似水笛哮鸣声，易咳出；痰多，色稀白或色黄稠，量少等。

扫一扫，
全部疗法视频看

按摩疗法

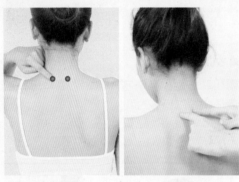

1 定喘

将食指指端置于定喘穴上，环形揉按3~5分钟，以有酸胀感为度。

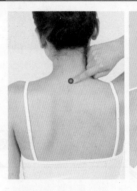

2 大椎

将食指、中指并拢置于大椎穴上，揉按1~2分钟，以有酸胀感为宜。

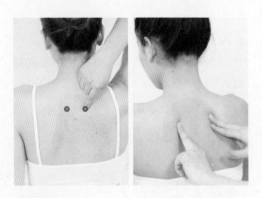

3 肺俞

将食指、中指并拢置于肺俞穴上，揉按3分钟，以有酸胀感为宜。

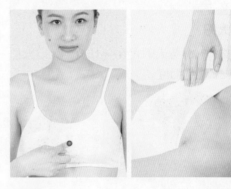

4 膻中

将食指、中指、无名指并拢，用三指指腹揉按膻中穴3分钟，以皮肤发红为度。

刮痧 疗法

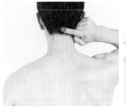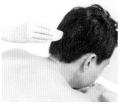

1 风府

用角刮法刮拭风府穴30次，由轻到重，反复刮至出痧为止。

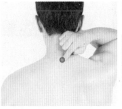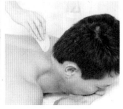

2 大椎

用角刮法由上向下刮拭大椎穴30次，由轻到重，反复刮至出痧为止。

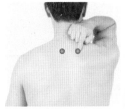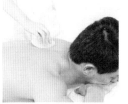

3 肺俞

用面刮法由上向下刮拭肺俞穴30次，由轻到重，反复刮至出痧为止。

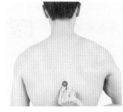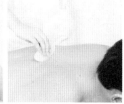

4 至阳

用面刮法由上向下刮拭至阳穴30次，由轻到重，反复刮至出痧为止。

艾灸 疗法

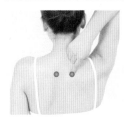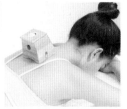

1 肺俞

将燃着的艾灸盒置于肺俞穴上灸10～15分钟，以局部皮肤潮红、发热为度。

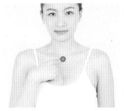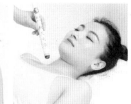

2 天突

用艾条温和灸天突穴10～15分钟，以施灸部位温热舒适而无灼痛感为宜。

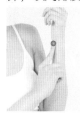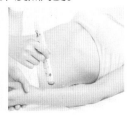

3 神门

用艾条温和灸神门穴10～15分钟，以施灸部位温热舒适而无灼痛感为宜。

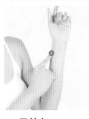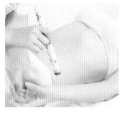

4 列缺

用艾条温和灸列缺穴10～15分钟，以施灸部位温热舒适而无灼痛感为宜。

肺炎

高热寒战兼胸痛

肺炎是指终末气道、肺泡和肺间质等组织病变所发生的炎症。主要临床表现为寒战、高热、咳嗽、咳痰，深呼吸和咳嗽时，有少量或大量的痰，部分患者可伴胸痛或呼吸困难，病情严重者可并发肺水肿、败血症、感染性休克、支气管扩张等疾病。本病起病急，自然病程是7~10天。

扫一扫，
全部疗法视频看

按摩疗法

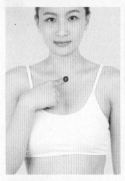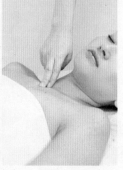

1 天突

将食指、中指并拢，用指腹环形揉按天突穴50次，力度轻柔。

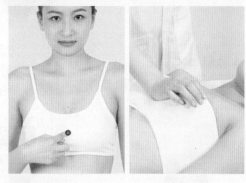

2 膻中

将掌根置于膻中穴上，逆时针揉按3~5分钟，以有酸胀感为宜。

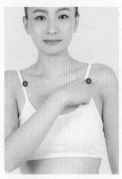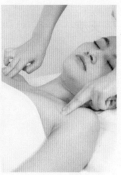

3 中府

先用食指和中指指腹点按中府穴100次，然后揉按2~3分钟，以有酸胀感为度。

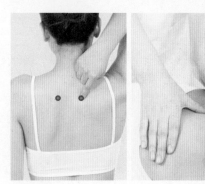

4 肺俞

将拇指指腹置于肺俞穴上，压按2分钟，以有酸痛感为宜。

刮痧 疗法

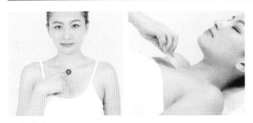

1 天突

用角刮法由上向下刮拭天突穴1～3分钟，由轻到重，以皮肤出现红晕为度。

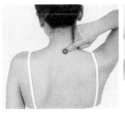
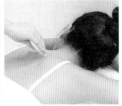

2 大椎

用刮痧板厚边棱角为着力点，由上至下刮拭大椎穴1～3分钟，以出痧为度。

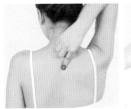
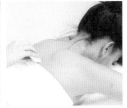

3 身柱

用刮痧板厚边为着力点，由上至下刮拭身柱穴1～3分钟，以出痧为度。

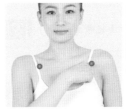
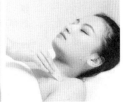

4 中府

用角刮法由上向下刮拭中府穴1～3分钟，以皮肤表面出现潮红为度。

拔罐 疗法

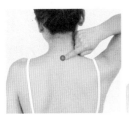
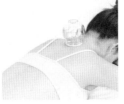

1 大椎

将火罐扣在大椎穴上，留罐10分钟，以局部皮肤泛红、充血为度。

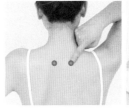
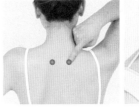

2 风门

将火罐扣在风门穴上，留罐10分钟，以局部皮肤泛红、充血为度。

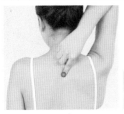
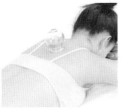

3 身柱

将火罐扣在身柱穴上，留罐10分钟，以局部皮肤泛红、充血为度。

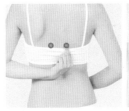
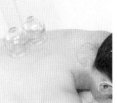

4 膈俞

将火罐扣在膈俞穴上，留罐10分钟，以局部皮肤泛红、充血为度。

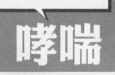

哮喘

清肺化痰平咳喘

哮喘是指喘息、气促、咳嗽、胸闷等症状突然发生，或原有症状急剧加重，常有呼吸困难症状，以呼气量降低为其发病特征。这些症状经常在患者接触烟雾、香水、油漆、灰尘、宠物、花粉等刺激性气体或变应原之后发作，夜间或清晨也容易发生或加剧，由接触刺激物或呼吸道感染所诱发。

扫一扫，
全部疗法视频看

按摩疗法

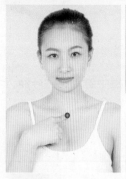 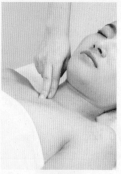 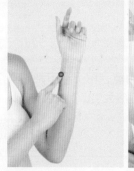 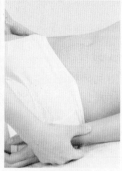

1 天突

将食指、中指并拢，用指尖环形揉按天突穴50次，力度轻柔。

2 列缺

用拇指指腹揉按列缺穴3～5分钟，以局部有酸痛感为宜。

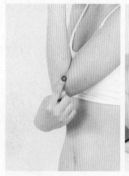 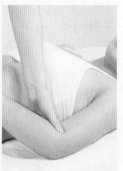 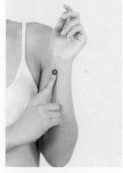 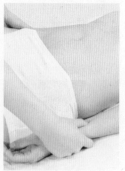

3 曲池

用拇指指腹揉按曲池穴3～5分钟，力度适中，以局部有酸痛感为宜。

4 内关

用拇指指腹揉按内关穴3～5分钟，以潮红、发热为佳。

刮痧疗法

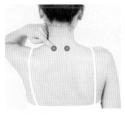 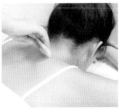

1 定喘

用面刮法由上向下刮拭定喘穴30次，由轻到重，以皮肤出现红晕为度。

2 膻中

用角刮法刮拭膻中穴30次，力度轻柔，可不出痧。

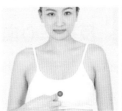 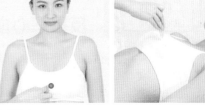

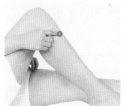 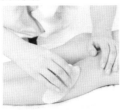

3 足三里

用面刮法由上向下刮拭足三里穴30次，由轻到重，反复刮至出痧为止。

4 孔最

用刮痧板厚边棱角面侧刮拭孔最穴30次，以出痧为度。

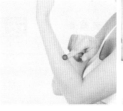 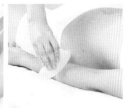

艾灸疗法

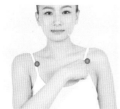 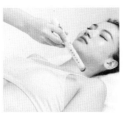

1 中府

用艾条温和灸中府穴10～15分钟，以有温热感为度。

2 膻中

用艾条温和灸膻中穴10～15分钟，以有温热感为度。

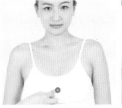 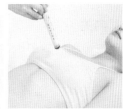

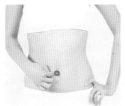 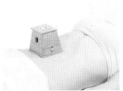

3 神阙

点燃艾灸盒置于神阙穴上灸10～15分钟，至局部皮肤潮红为止。

4 定喘

点燃艾灸盒置于定喘穴上灸10～15分钟，至局部皮肤潮红为止。

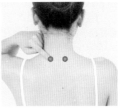 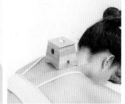

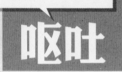
呕吐

反胃恶心血压低

　　呕吐是临床常见病症，既可单独为患，亦可见于多种疾病，是机体的一种防御反射动作。可分为三个阶段，即恶心、干呕和呕吐。恶心常为呕吐的前驱症状，表现为上腹部特殊不适感，常伴有头晕、流涎。呕吐常有诱因，如饮食不节、情志不遂、寒暖失宜、闻及不良气味等。

扫一扫，
全部疗法视频看

按摩疗法

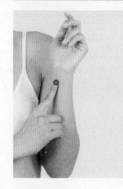
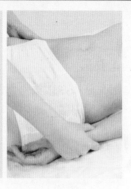

1 内关

将拇指指腹置于内关穴上，力度由轻渐重，揉按1～2分钟。

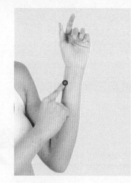
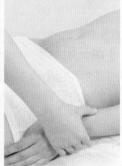

2 列缺

将拇指指端置于列缺穴上揉按3分钟，力度适中，以有酸胀感为度。

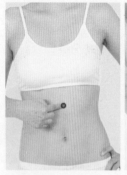
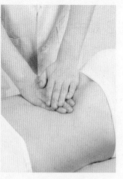

3 中脘

将双掌重叠置于中脘穴上，环形揉按2分钟，力度适中，以局部皮肤发热为宜。

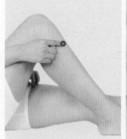
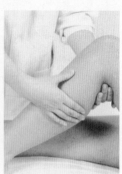

4 足三里

将拇指指腹置于足三里穴上，微用力压揉3分钟，以有酸胀感为度。

刮痧 疗法

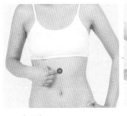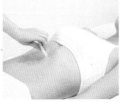

1 中脘

用面刮法刮拭中脘穴30次，力度不宜太大，以出痧为度。

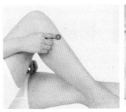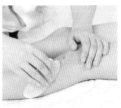

2 足三里

用面刮法刮拭足三里穴30次，力度略重，以出痧为度。

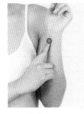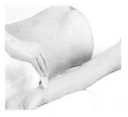

3 内关

用角刮法从上往下刮拭内关穴30次，力度适中，可不出痧。

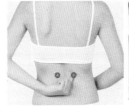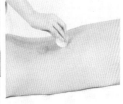

4 胃俞

用刮痧板侧边从上往下刮拭胃俞穴30次，以皮肤潮红、发热为度。

拔罐 疗法

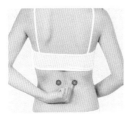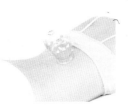

1 胃俞

将火罐扣在胃俞穴上，留罐15分钟，以局部皮肤泛红、充血为度。

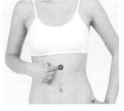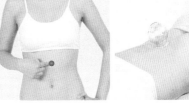

2 中脘

将火罐扣在中脘穴上，留罐10分钟，以局部皮肤泛红、充血为度。

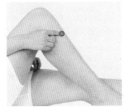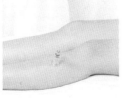

3 足三里

将气罐吸附在足三里穴上，留罐15分钟，以局部皮肤泛红、充血为度。

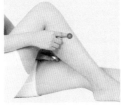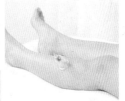

4 上巨虚

将气罐吸附在上巨虚穴上，留罐15分钟，以局部皮肤泛红、充血为度。

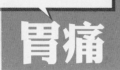

胃痛

胃脘心窝痛难忍

　　胃部是人体内重要的消化器官之一。胃痛是指上腹胃脘部近心窝处发生疼痛，是临床上一种很常见的病症。实际上引起胃痛的疾病原因有很多，有一些还是非常严重的疾病，常见于胃炎、胃及十二指肠溃疡、胃黏膜脱垂、胃下垂、胰腺炎、胆囊炎等疾病。

扫一扫，
全部疗法视频看

按摩疗法

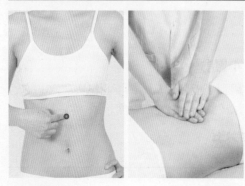
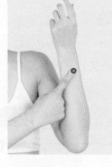

1 中脘

将双掌重叠置于中脘穴上，环形揉按2分钟，力度适中，以局部皮肤发热为宜。

2 外关

将拇指指腹置于外关穴上，稍用力压按1~2分钟，以有酸胀感为宜。

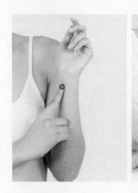
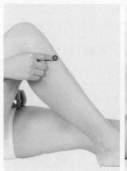
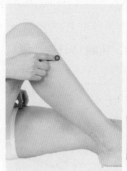
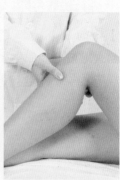

3 内关

用拇指指腹点按内关穴50次，力度由轻到重，以有酸胀感为宜。

4 足三里

将拇指指端置于足三里穴上，用力压揉5分钟，以有酸胀感为宜。

刮痧 疗法

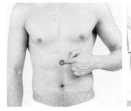
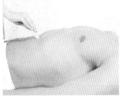

1 中脘

用角刮法刮拭中脘穴30次，力度不宜太大，以出痧为度。

2 天枢

用角刮法从上往下刮拭天枢穴30次，以出痧为度。

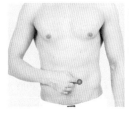
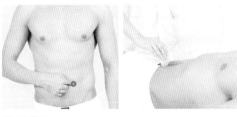

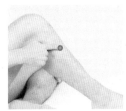
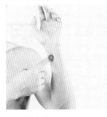
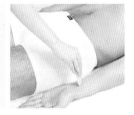

3 足三里

用面刮法刮拭足三里穴30次，力度略重，以出痧为度。

4 内关

用角刮法从上往下刮拭内关穴30次，力度适中，可不出痧。

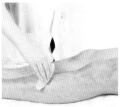

艾灸 疗法

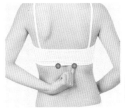
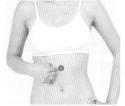
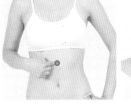
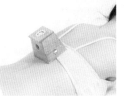

1 脾俞

点燃艾灸盒置于脾俞穴上灸10～15分钟，以达至受灸者能忍受的最大热度为佳。

2 中脘

点燃艾灸盒置于中脘穴上灸10～15分钟，以局部皮肤温热为度。

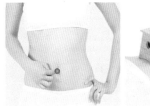
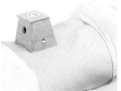
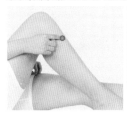
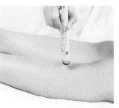

3 神阙

点燃艾灸盒置于神阙穴上灸10～15分钟，热力要能够深入体内、直达病所。

4 足三里

用艾条温和灸足三里穴10～15分钟，以皮肤温热而无灼痛感为度。

腹胀

排除胀气消化好

　　腹胀即腹部胀大或胀满不适，是一种常见的胃肠道功能紊乱性疾病，多见于青壮年，往往在劳累、情绪紧张后发病。以腹部胀大、皮色苍黄，甚至脉络暴露、腹皮绷急如鼓为特征。常常伴有相关的症状，如呕吐、腹泻、嗳气等。引起腹胀的原因主要见于胃肠道胀气、各种原因所致的腹水、腹腔肿瘤等。

扫一扫，
全部疗法视频看

按摩疗法

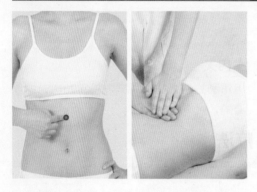

1 中脘

双手掌重叠紧贴于中脘穴，旋转揉按1~2分钟，以局部皮肤发热为宜。

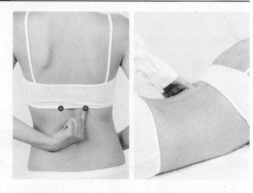

2 脾俞

将拇指指腹置于脾俞穴上点揉3~5分钟，以有酸胀感为宜。

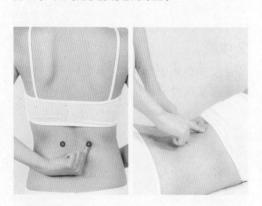

3 胃俞

用食指指腹点按胃俞穴2~3分钟，以有酸胀感为宜。

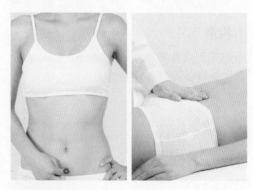

4 关元

将手掌贴于关元穴上，旋转按摩1~2分钟，以局部皮肤发热为宜。

刮痧 疗法

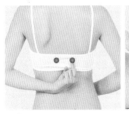 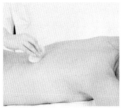

1 肝俞

用刮痧板侧边从上往下刮拭肝俞穴1～3分钟，以皮肤潮红、发热为度。

2 脾俞

用刮痧板侧边棱角从上往下刮拭脾俞穴1～3分钟，以皮肤潮红、发热为度。

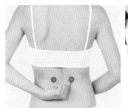 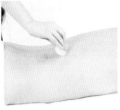

3 胃俞

用刮痧板侧边从上往下刮拭胃俞穴1～3分钟，以皮肤潮红、发热为度。

4 足三里

用刮痧板角部从上往下刮拭足三里穴1～3分钟，力度适中，可不出痧。

拔罐 疗法

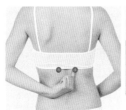 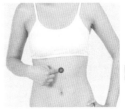

1 脾俞

将火罐扣在脾俞穴上，留罐10～15分钟，以局部皮肤泛红、充血为度。

2 中脘

将火罐扣在中脘穴上，留罐10～15分钟，以局部皮肤泛红、充血为度。

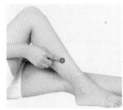 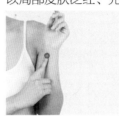

3 丰隆

将气罐吸附在丰隆穴上，留罐15分钟，以局部皮肤泛红、充血为度。

4 内关

将气罐吸附在内关穴上，留罐15分钟，以局部皮肤泛红、充血为度。

便秘

排便减少腹胀满

便秘是临床常见的复杂症状，而不是一种疾病，主要是指排便次数减少、粪便量减少、粪便干结、排便费力等。引起功能性便秘的原因有：饮食不当，如饮水过少或进食含纤维素的食物过少；生活压力过大，精神紧张；滥用泻药，对药物产生依赖形成便秘；结肠运动功能紊乱；年老体虚，排便无力等。

扫一扫，
全部疗法视频看

按摩疗法

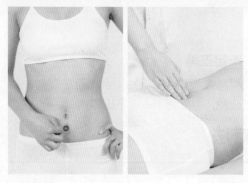

1 气海

将食指、中指、无名指三指并拢，用指腹环形揉按气海穴5分钟，力度轻柔。

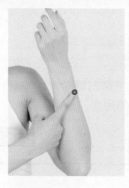

2 支沟

用食指尖压按支沟穴5分钟，力度适中，以局部感到胀痛为宜。

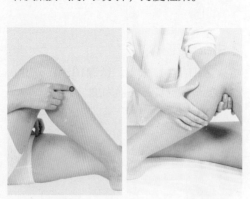

3 足三里

将拇指指腹置于足三里穴上，适当用力揉按1分钟，以有酸胀感为度。

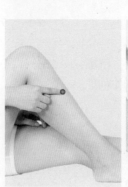

4 上巨虚

将拇指指尖置于上巨虚穴上，微用力压揉3分钟，以局部有酸胀痛为宜。

刮痧 疗法

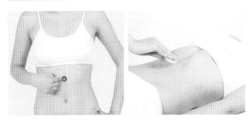

1 中脘

用刮痧板侧边刮拭中脘穴1～3分钟，力度适中，以皮肤潮红为度。

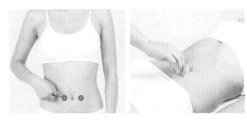

2 天枢

用刮痧板角部点揉天枢穴1～3分钟，以有酸胀感为度。

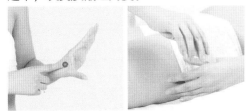

3 合谷

用刮痧板角部刮拭合谷穴1～3分钟，力度适中，可不出痧。

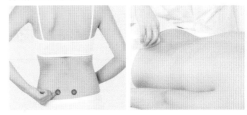

4 大肠俞

用面刮法由上往下轻刮大肠俞1～3分钟，不可逆刮，以皮肤潮红为度。

拔罐 疗法

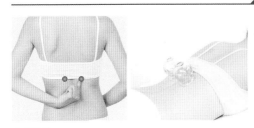

1 脾俞

将火罐扣在脾俞穴上，留罐10～15分钟，以局部皮肤泛红为度。

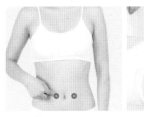

2 天枢

将气罐吸附在天枢穴上，留罐10～15分钟，以局部皮肤泛红、充血为度。

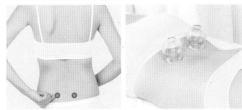

3 大肠俞

将火罐扣在大肠俞穴上，留罐10～15分钟，以局部皮肤泛红、充血为度。

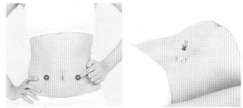

4 大横

将气罐吸附在大横穴上，留罐10～15分钟，以局部皮肤泛红、充血为度。

腹泻

排便清稀次数多

　　腹泻是大肠疾病最常见的一种症状，是指排便次数明显超过日常习惯的排便次数，粪质稀薄，水分增多，每日排便总量超过200克。正常人群每天只需排便1次，且大便成形，颜色呈黄褐色。腹泻主要分为急性与慢性，急性腹泻发病时期为一至两个星期，慢性腹泻发病时常在2个月以上，多由肛肠疾病所引起。

扫一扫，
全部疗法视频看

按摩 疗法

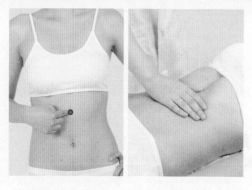

1 中脘

用手掌先顺时针揉按中脘穴5分钟，再逆时针揉按5分钟，以局部皮肤发热为宜。

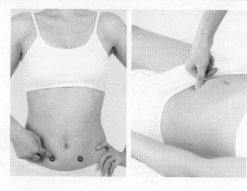

2 大巨

用拇指指尖揉按大巨穴5分钟，力度由轻到重，以有酸胀感为宜。

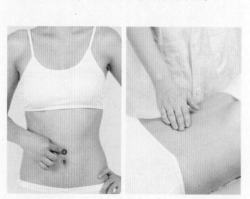

3 水分

将食指、中指、无名指并拢，用指腹揉按水分穴1~3分钟，以潮红、发热为佳。

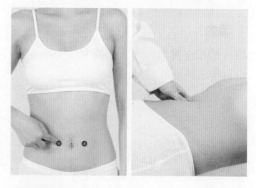

4 天枢

用拇指指腹以顺时针方向揉按天枢穴2~3分钟，以潮红、发热为佳。

刮痧 疗法

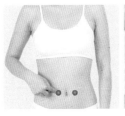 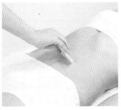

1 天枢

用刮痧板侧边从上往下刮拭天枢穴1～3分钟，以出痧为度。

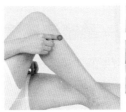 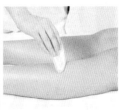

2 足三里

用刮痧板角部从上往下刮拭足三里穴1～3分钟，力度适中，可不出痧。

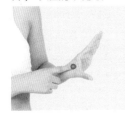 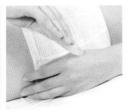

3 合谷

用刮痧板角部刮拭合谷穴1～3分钟，力度适中，可不出痧。

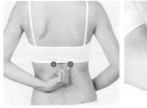 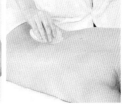

4 脾俞

用刮痧板侧边棱角从上往下刮拭脾俞穴1～3分钟，以皮肤潮红、发热为度。

艾灸 疗法

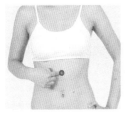 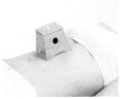

1 中脘

点燃艾灸盒置于中脘穴上灸10～15分钟，以皮肤温热舒适而无灼痛感为宜。

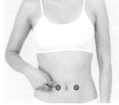 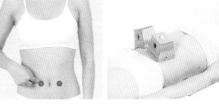

2 天枢

点燃艾灸盒置于天枢穴上灸10～15分钟，热力要能够深入体内、直达病所。

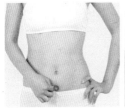 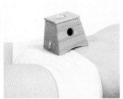

3 关元

点燃艾灸盒置于关元穴上灸10～15分钟，以穴位处皮肤潮红为度。

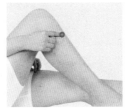 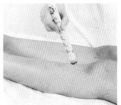

4 足三里

用艾条温和灸足三里穴10～15分钟，以皮肤温热而无灼痛感为度。

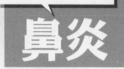

"穴"治小病小痛

鼻炎

鼻塞流涕嗅觉差

鼻炎是五官科最常见的疾病之一，一般可分为急性鼻炎及过敏性鼻炎。急性鼻炎多为急性呼吸道感染的一个并发症，以鼻塞、流涕、打喷嚏为主要症状。过敏性鼻炎又是以鼻黏膜潮湿水肿、黏液腺增生、上皮下嗜酸细胞浸润为特征的一种异常反应。

扫一扫，
全部疗法视频看

按摩疗法

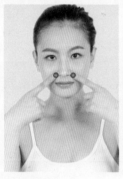

1 迎香

用中指指腹轻轻点按迎香穴30次，再以顺时针方向做回旋揉动1分钟。

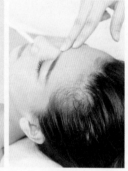

2 印堂

用食指、中指指腹揉按印堂穴50次，以感到酸胀为度。

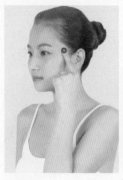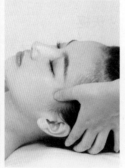

3 太阳

用拇指指腹揉按太阳穴1分钟，力度适中，以有酸胀感为度。

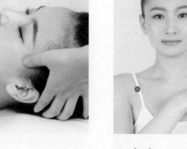

4 中府

用食指、中指指腹揉按中府穴1分钟，力度适中，以有酸胀感为宜。

刮痧 疗法

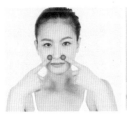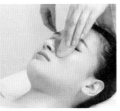

1 迎香

用角刮法刮拭迎香穴30次，力度适中，可不出痧。

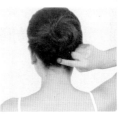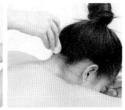

2 风府

用刮痧板角部由内往外刮拭风府穴30次，至不再出现新痧为止。

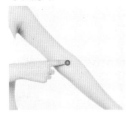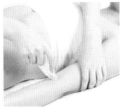

3 尺泽

用角刮法刮拭尺泽穴30次，力度适中，以出痧为度

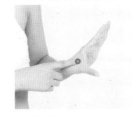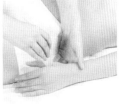

4 合谷

用角刮法刮拭合谷穴30次，力度适中，以出痧为度。

艾灸 疗法

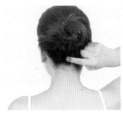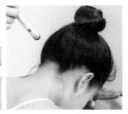

1 风府

用艾条回旋灸风府穴10～15分钟，以皮肤温热而无灼痛感为度。

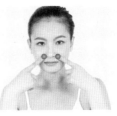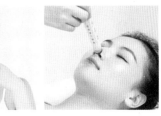

2 迎香

用艾条回旋灸迎香穴10～15分钟，以穴位处皮肤潮红为度。

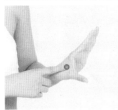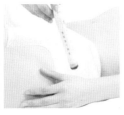

3 合谷

用艾条温和灸合谷穴10～15分钟，以皮肤温热而无灼痛感为度。

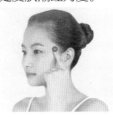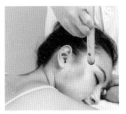

4 太阳

用艾条回旋灸太阳穴10～15分钟，以穴位处皮肤潮红为度。

肩周炎

上肢难举肩疼痛

肩周炎是肩部关节囊和关节周围软组织的一种退行性、炎症性慢性疾患。主要临床表现为患肢肩关节疼痛，昼轻夜重，活动受限，日久肩关节肌肉可出现废用性萎缩。中医认为本病多由气血不足，营卫不固，风、寒、湿之邪侵袭肩部经络，致使筋脉收引，气血运行不畅而成，或因外伤劳损，经脉滞涩所致。

扫一扫，
全部疗法视频看

按摩疗法

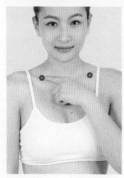 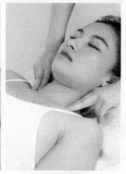

1 缺盆

将食指、中指紧并置于缺盆穴上，用指腹揉按2分钟，以局部酸胀为宜。

2 云门

将食指、中指、无名指紧并置于云门穴上，用指腹揉按2分钟，以局部酸胀为宜。

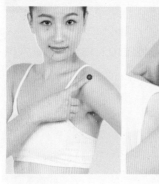 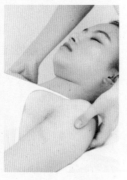

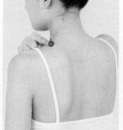 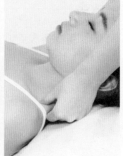

3 肩髃

将拇指指腹置于肩髃穴上揉按3分钟，力度适中，以局部酸胀为宜。

4 肩井

将拇指、食指、中指指腹置于肩井穴上捏揉3分钟，以局部酸胀为宜。

刮痧 疗法

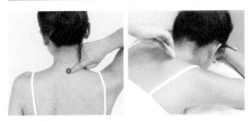

1 大椎

用面刮法刮拭大椎穴30次，力度由轻渐重，以出痧为度。

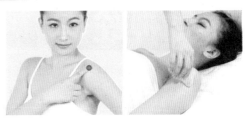

2 肩髃

用刮痧板的角部刮拭肩髃穴30次，力度由轻到重，以皮肤表面出现潮红痧点为度。

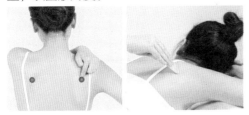

3 天宗

用刮痧板的角部刮拭天宗穴30次，力度略重，以皮肤表面出现潮红痧点为度。

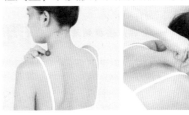

4 肩井

用刮痧板的边缘刮拭肩井穴30次，力度适中，以出痧为度。

艾灸 疗法

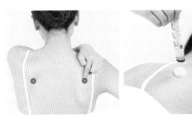

1 天宗

用艾条隔姜灸天宗穴10~15分钟，以施灸部位出现红晕为度。

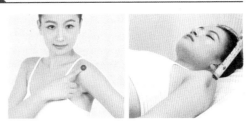

2 肩髃

用艾条回旋灸肩髃穴10~15分钟，以施灸部位出现红晕为度。

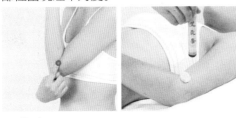

3 曲池

用艾条隔姜灸曲池穴10~15分钟，热力要能够深入体内、直达病所。

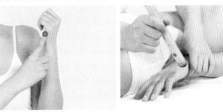

4 后溪

用艾条温和灸后溪穴10~15分钟，以施灸部位出现红晕为度。

坐骨神经痛

腰臀疼痛连下肢

坐骨神经痛指坐骨神经病变，沿坐骨神经通路即腰、臀部、大腿后、小腿后外侧和足外侧发生的疼痛症状群，呈烧灼样或刀刺样疼痛，夜间痛感加重。典型表现为一侧腰部、臀部疼痛，并向大腿后侧、小腿后外侧延展。咳嗽、活动下肢、弯腰、排便时疼痛加重。日久，患侧下肢会出现肌肉萎缩，或出现跛行。

扫一扫，
全部疗法视频看

按摩疗法

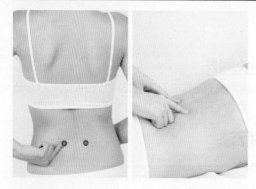

1 肾俞

将食指指腹置于肾俞穴上，适当用力揉按2～3分钟，以有酸胀感为宜。

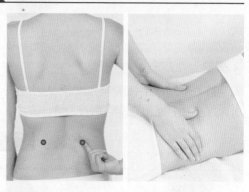

2 志室

将拇指指腹置于志室穴上，适当用力揉按2～3分钟，以有酸胀感为宜。

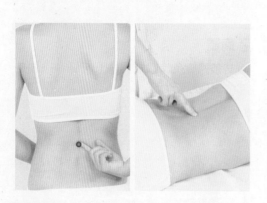

3 命门

将食指、中指并拢，用两指指腹压按命门穴2～3分钟，以有酸胀感为宜。

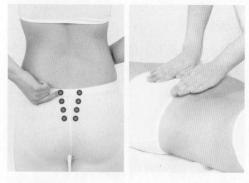

4 八髎

用手掌横擦八髎穴3～5分钟，以局部皮肤发热为宜。

刮痧疗法

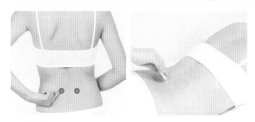

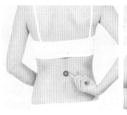

1 肾俞

用刮痧板的侧边由轻至重地刮拭肾俞穴1～3分钟，至皮肤潮红、发热即可。

2 命门

用刮痧板的角部由轻到重地刮拭命门穴1～3分钟，以皮肤潮红、发热即可。

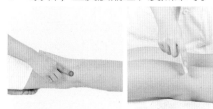

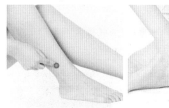

3 委中

用刮痧板的侧边刮拭委中穴1～3分钟，力度由轻到重，以出痧为度。

4 悬钟

用面刮法刮拭悬钟穴1～3分钟，力度由轻到重，以皮肤潮红、发热即可。

艾灸疗法

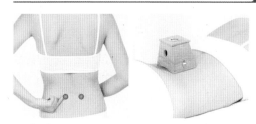

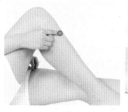

1 肾俞

点燃艾灸盒灸治肾俞穴10～15分钟，以出现循经感传、气至病所为佳。

2 足三里

用艾条回旋灸足三里穴10～15分钟，以皮肤温热而无灼痛感为度。

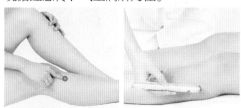

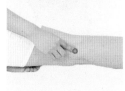

3 阳陵泉

用艾条温和灸阳陵泉穴10～15分钟，以施灸部位出现红晕为度。

4 委中

点燃艾灸盒置于委中穴上，灸治10分钟，以出现明显的循经感传现象为佳。

高血压

面赤身热兼头痛

高血压病是以动脉血压升高为主要临床表现的慢性全身性血管性疾病，血压高于140/90mmHg即可诊断为高血压。本病早期无明显症状，部分患者会出现头晕、头痛、心悸、失眠、耳鸣、乏力、颜面潮红或肢体麻木等不适表现。中医认为本病多因精神过度紧张、饮酒过度、嗜食肥甘厚味等所致。

扫一扫，
全部疗法视频看

按摩疗法

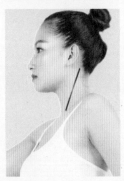 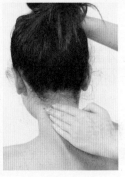

1 桥弓

将食指、中指、无名指紧并，用指腹推按桥弓穴1分钟，以有酸胀感为度。

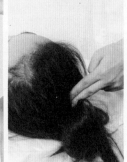

2 百会

将食指、中指指腹置于百会穴上，顺时针揉按50次，再逆时针揉按50次，力度稍轻。

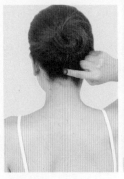 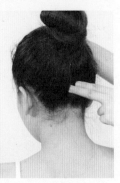

3 风府

将食指与中指并拢按在风府穴上，用指腹环形揉按3分钟，以有酸胀感为宜。

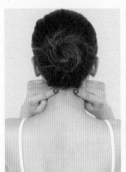 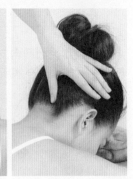

4 天柱

用拇指指腹揉按天柱穴50次，力度适中，以潮红、发热为度。

刮痧 疗法

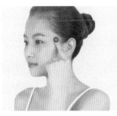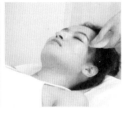

1 太阳

用角刮法刮拭太阳穴30次，力度适中，以局部皮肤潮红为度。

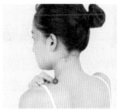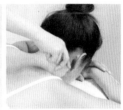

2 肩井

用面刮法刮拭肩井穴30次，刮至皮肤潮红出痧为止。

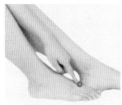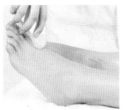

3 太冲

用角刮法刮拭太冲穴30次，手法连贯，力度适中，以潮红为度。

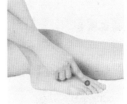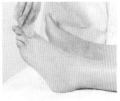

4 内庭

用角刮法自上而下刮拭内庭穴30次，力度适中，可不出痧。

艾灸 疗法

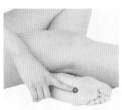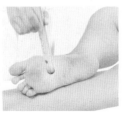

1 涌泉

用艾条温和灸涌泉穴10~15分钟，以出现明显的循经感传现象为佳。

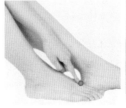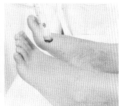

2 太冲

用艾条温和灸太冲穴10~15分钟，以达至受灸者能忍受的最大热度为佳。

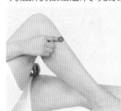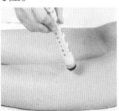

3 足三里

用悬灸法灸治足三里穴10~15分钟，以出现明显的循经感传现象为佳。

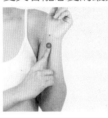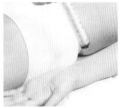

4 内关

用艾条回旋灸内关穴10~15分钟，以有温热感为度。

高血脂

高危疾病病因魁

血脂主要是指血清中的胆固醇和三酰甘油。无论是胆固醇含量增高，还是三酰甘油的含量增高，或是两者皆增高，统称为高脂血症。高血脂可直接引起一些严重危害人体健康的疾病，如脑卒中、冠心病、心肌梗死、猝死等危险病症，也是导致高血压、糖耐量异常、糖尿病的一个重要危险因素。

扫一扫，
全部疗法视频看

按摩疗法

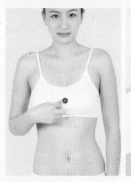

1 膻中

将食指、中指、无名指并拢，三指指腹置于膻中穴上揉按1~2分钟。

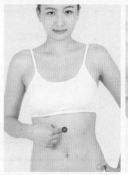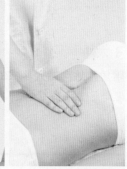

2 中脘

用手掌由上至下揉推中脘穴2~3分钟，以局部皮肤潮红、发热为度。

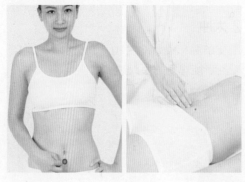

3 气海

将食指、中指、无名指并拢，用指腹轻揉气海穴3分钟，以有酸胀感为宜。

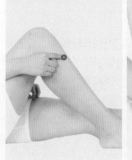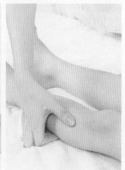

4 足三里

用拇指指腹揉按足三里穴3分钟，力度适中，以有酸胀感为宜。

刮痧 疗法

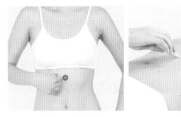

1 上脘
用刮痧板的厚边棱角刮拭上脘穴30次，力度适中，以皮肤出现红晕为度。

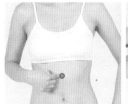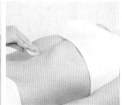

2 中脘
用角刮法刮拭中脘穴30次，力度适中，以潮红、出痧为度。

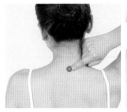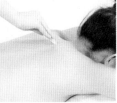

3 大椎
用刮痧板的角部由上至下地刮拭大椎穴30次，力度轻柔，可不出痧。

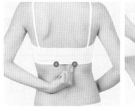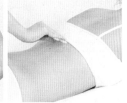

4 脾俞
用面刮法刮拭脾俞穴30次，以皮肤出现红晕为度。

拔罐 疗法

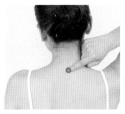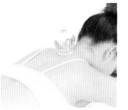

1 大椎
将火罐扣在大椎穴上，留罐10分钟，以局部皮肤泛红、充血为度。

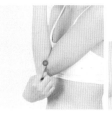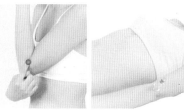

2 曲池
将气罐吸附在曲池穴上，留罐10分钟，以局部皮肤泛红、充血为度。

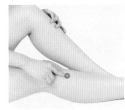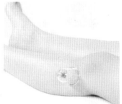

3 阳陵泉
将气罐吸附在阳陵泉穴上，留罐10分钟，以局部皮肤泛红、充血为度。

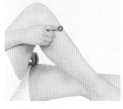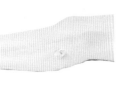

4 足三里
将气罐吸附在足三里穴上，留罐10分钟，以局部皮肤泛红、充血为度。

糖尿病

三多一少脏腑伤

糖尿病是由于血中胰岛素相对不足，导致血糖过高，出现糖尿，进而引起脂肪和蛋白质代谢紊乱的常见的内分泌代谢性疾病。临床上可出现多尿、烦渴、多饮、多食、消瘦等表现，持续高血糖与长期代谢紊乱等症状可导致眼、肾、心血管系统及神经系统的损害及其功能障碍或衰竭。

扫一扫，
全部疗法视频看

按摩疗法

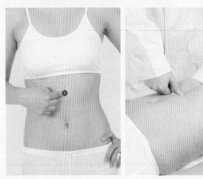

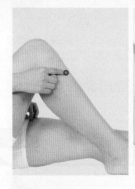

1 中脘

用拇指指腹环形揉按中脘穴3~5分钟，力度适中，以有酸胀感为宜。

2 足三里

用拇指指腹揉按足三里穴5分钟，力度适中，以局部有酸胀感为宜。

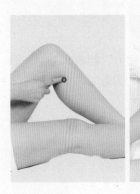

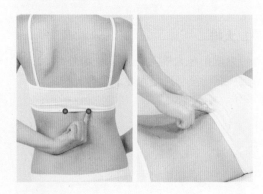

3 阴陵泉

用食指、中指指腹揉按阴陵泉穴1~3分钟，力度适中，以潮红、发热为度。

4 脾俞

用食指指腹点揉脾俞穴3~5分钟，力度适中，以潮红、发热为度。

刮痧 疗法

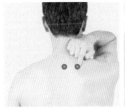 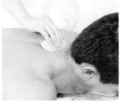

1 大杼

用刮痧板的厚边刮拭大杼穴50次，手法连贯，以出痧为度。

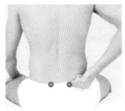 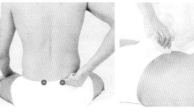

2 膀胱俞

用刮痧板的角部由上至下刮拭膀胱俞穴50次，力度微重，以出痧为度。

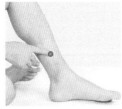 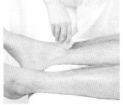

3 三阴交

用刮痧板的角部刮拭三阴交穴50次，刮至不再出现新痧为止。

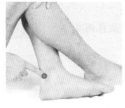 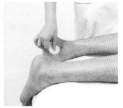

4 太溪

用角刮法刮拭太溪穴50次，力度适中，以皮肤出现红晕为度。

艾灸 疗法

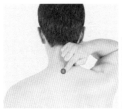 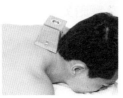

1 大椎

点燃艾灸盒置于大椎穴上，灸治10～15分钟，以达至能忍受的最大热度为佳。

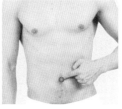 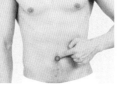

2 神阙

点燃艾灸盒置于神阙穴上，灸治10～15分钟，以热感传至整个腹部为佳。

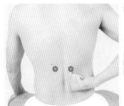 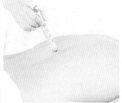

3 脾俞

用艾条悬灸脾俞穴10～15分钟，以感到舒适、无灼痛感、皮肤潮红为度。

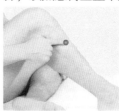 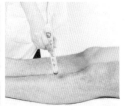

4 足三里

用艾条温和灸足三里穴10～15分钟，以皮肤出现红晕为度。

腰椎间盘突出

下肢麻木腰骶痛

腰椎间盘突出症是指由于腰椎间盘退行性改变后弹性下降而膨出，椎间盘纤维环破裂，髓核突出，压迫神经根、脊髓而引起的以腰腿痛为主的临床特征，主要临床症状有：腰痛，可伴有臀部、下肢放射状疼痛。严重者会出现大、小便障碍，会阴和肛周异常等症状。中医认为主要因肝肾亏损，外感风寒湿邪等所致。

扫一扫，
全部疗法视频看

按摩疗法

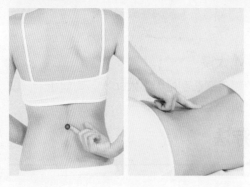

1 命门

将食指、中指紧并，用指腹点按命门穴3~5分钟，以有酸胀感为宜。

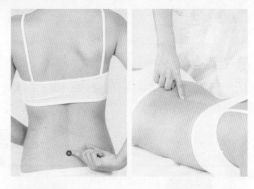

2 腰阳关

将食指指腹置于腰阳关穴上，用力揉按2~3分钟，以有酸胀感为宜。

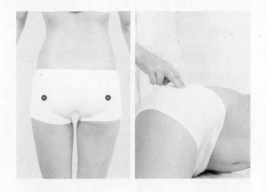

3 环跳

将食指、中指紧并置于环跳穴上，用指腹用力揉按2分钟，以局部有酸胀感为宜。

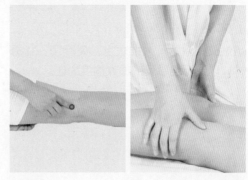

4 委中

将拇指指腹置于委中穴上，由轻渐重揉按30~40次，以有酸胀感为宜。

刮痧 疗法

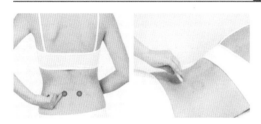

1 肾俞
用刮痧板的侧边由轻至重地刮拭肾俞穴
1～3分钟，以皮肤潮红、发热为度。

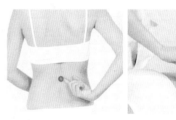

2 命门
用刮痧板的侧边棱角由轻到重刮拭命门穴
1～3分钟，以皮肤潮红、发热为度。

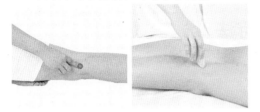

3 委中
用刮痧板的角部刮拭委中穴1～3分钟，力
度由轻到重，以出痧为度。

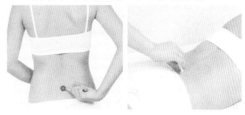

4 腰阳关
用刮痧板的侧边由轻到重地刮拭腰阳关穴
1～3分钟，以皮肤潮红、发热为度。

拔罐 疗法

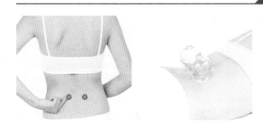

1 肾俞
将火罐扣在肾俞穴上，留罐10分钟，以局
部皮肤泛红、充血为度。

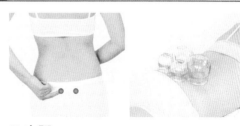

2 次髎
将火罐扣在次髎穴上，留罐10分钟，以局
部皮肤泛红、充血为度。

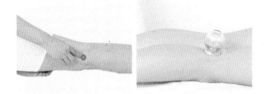

3 委中
将火罐扣在委中穴上，留罐10分钟，以局
部皮肤潮红为度。

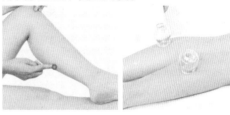

4 承山
将火罐扣在承山穴上，留罐10分钟，以局
部皮肤泛红、充血为度。

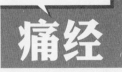

痛经

气血失和行经痛

痛经是指妇女在月经前后或经期，出现下腹部或腰骶部剧烈疼痛，严重时伴有恶心、呕吐、腹泻，甚则昏厥。中医认为本病多因情志郁结，或经期受寒饮冷，以致经血滞于胞宫；或体质素弱，胞脉失养引起疼痛。

扫一扫，
全部疗法视频看

按摩疗法

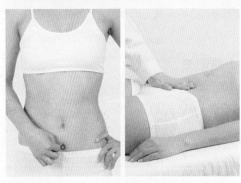

1 关元

用手掌顺时针轻揉关元穴5分钟，力度适中，以局部皮肤潮红、发热为宜。

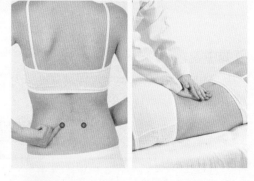

2 肾俞

将双掌重叠置于肾俞穴上，适当用力压按2分钟，以有酸胀感为宜。

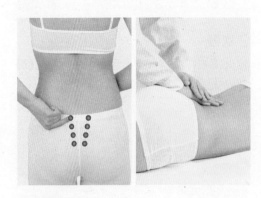

3 八髎

将双掌重叠置于八髎穴上，适当用力揉按2分钟，以透热为度。

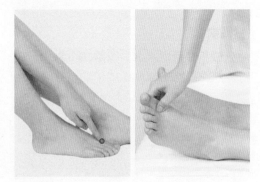

4 行间

将拇指指腹置于行间穴上，适当用力推揉1分钟，以有酸胀感为宜。

刮痧 疗法

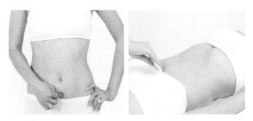

1 关元

用面刮法刮拭关元穴30次，力度由轻加重，以潮红、发热为度。

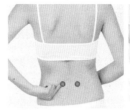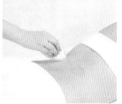

2 肾俞

用刮痧板的角部由轻至重地刮拭肾俞穴30次，以潮红、发热为度。

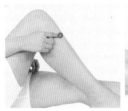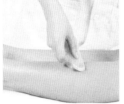

3 足三里

用刮痧板的角部从上往下刮拭足三里穴30次，力度略重，可不出痧。

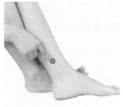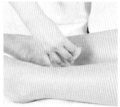

4 三阴交

用角刮法刮拭三阴交穴30次，力度适中，以潮红、出痧为度。

艾灸 疗法

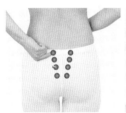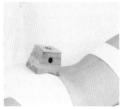

1 八髎

点燃艾灸盒放在八髎穴上，施灸15分钟，以达至受灸者能忍受的最大热度为佳。

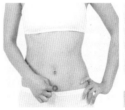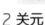

2 关元

点燃艾灸盒放在关元穴上，施灸10～15分钟，以出现明显的循经感传现象为佳。

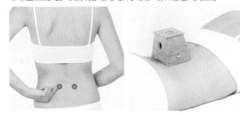

3 肾俞

点燃艾灸盒放在肾俞穴上，施灸15分钟，热力要能够深入体内、直达病所。

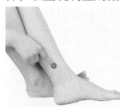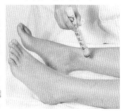

4 三阴交

用艾条悬灸三阴交穴10分钟，以感到舒适、无灼痛感、皮肤潮红为度。

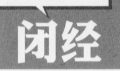

闭经

功能失调经不来

　　闭经是指妇女应有月经而超过一定时限仍未来潮。正常女子一般14岁左右月经来潮，凡超过18岁尚未来潮者，为原发性闭经。月经周期建立后，又停经6个月以上者，为继发性闭经。多为内分泌系统的月经调节功能失常、子宫因素以及全身性疾病所致。

扫一扫，
全部疗法视频看

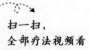

按摩疗法

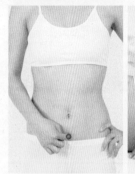

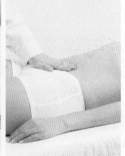

1 关元

用手掌在关元穴上用力向下压按，一按一松为1次，共60次。

2 归来

用食指、中指指腹揉按归来穴1～3分钟，至局部有微热感为佳。

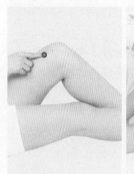

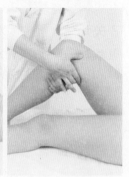

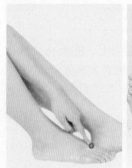

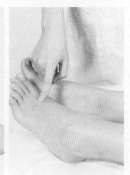

3 血海

用拇指指腹揉按血海穴5分钟，力度适中，以潮红、发热为度。

4 太冲

用食指指腹点按太冲穴1～3分钟，力度适中，以有酸胀感为宜。

刮痧 疗法

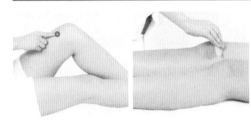

1 血海
用面刮法刮拭血海穴30次，力度适中，以潮红、出痧为度。

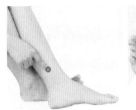
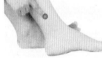

2 三阴交
用面刮法刮拭三阴交穴30次，力度适中，以潮红、出痧为度。

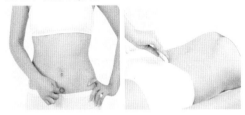

3 关元
用面刮法刮拭关元穴30次，力度由轻加重，以潮红、发热为度。

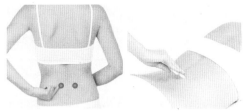

4 肾俞
用刮痧板的侧边由轻至重地刮拭肾俞穴30次，以皮肤潮红、发热为度。

艾灸 疗法

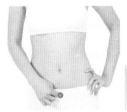

1 中极
点燃艾灸盒置于中极穴上，灸治15分钟，热力要能够深入体内、直达病所。

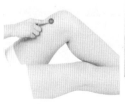

2 血海
用艾条温和灸血海穴10分钟，以皮肤上出现红晕为度。

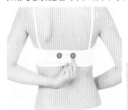

3 肝俞
点燃艾灸盒置于肝俞穴上，灸治15分钟，以感到舒适、无灼痛感、皮肤潮红为度。

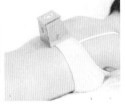
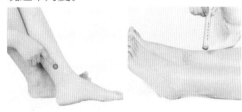

4 三阴交
用艾条温和灸三阴交穴10分钟，以施灸部位出现红晕为度。

带下病

湿热气血常为因

带下病指阴道分泌多量或少量的白色分泌物，有臭味或异味，色泽异常，常与生殖系统局部炎症、肿瘤或身体虚弱等因素有关。中医学认为本病多因湿热下注或气血亏虚，致带脉失约、冲任失调而成。分为四型：肝火型、脾虚型、湿热型和肾虚型。

扫一扫，
全部疗法视频看

按摩疗法

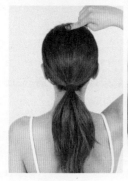

1 百会

用食指指腹轻揉百会穴2分钟，力度由轻到重，以有酸胀感为宜。

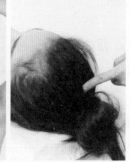

2 气海

用手掌根部揉按气海穴2分钟，力度适中，以局部皮肤发热为宜。

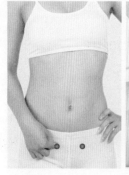

3 气冲

用食指、中指指腹揉按气冲穴1~3分钟，力度适中，以有酸胀感为宜。

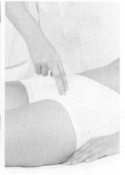

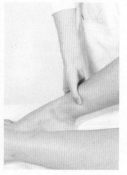

4 三阴交

用拇指指腹揉按三阴交穴1分钟，力度适中，以有酸胀感为度。

刮痧疗法

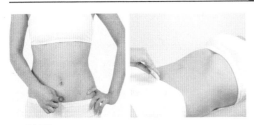

1 关元

用面刮法刮拭关元穴30次，力度由轻加重，以潮红、发热为度。

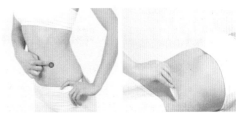

2 带脉

用刮痧板的侧边由轻到重地刮拭带脉穴30次，以皮肤潮红、发热为度。

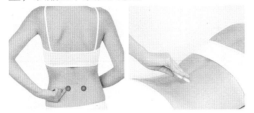

3 肾俞

用刮痧板的侧边由轻至重地刮拭肾俞穴30次，以皮肤潮红、发热为度。

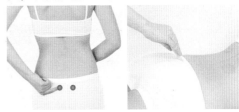

4 次髎

用刮痧板的侧边由轻到重地刮拭次髎穴30次，以出痧为度。

艾灸疗法

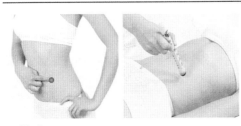

1 带脉

用艾条温和灸带脉穴10分钟，以局部皮肤出现红晕为度。

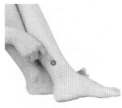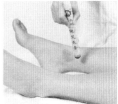

2 三阴交

用艾条温和灸三阴交穴10~15分钟，以感到舒适、无灼痛感、皮肤潮红为度。

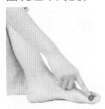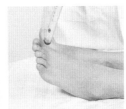

3 隐白

用艾条温和灸隐白穴10~15分钟，以施灸部位出现红晕为度。

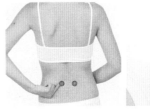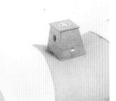

4 肾俞

点燃艾灸盒置于肾俞穴上，灸治10~15分钟，热力要能够深入体内、直达病所。

崩漏

下血不止辨缓急

　　崩漏相当于西医的功能性子宫出血，是指妇女非周期性子宫出血，其发病急骤，暴下如注，大量出血者为"崩"；病势缓，出血量少，淋漓不绝者为"漏"。崩与漏虽出血情况不同，但在发病过程中两者常互相转化，如崩血量渐少，可能转化为漏，漏势发展又可能变为崩，故临床多以"崩漏"并称。

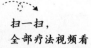

扫一扫，
全部疗法视频看

按摩 疗法

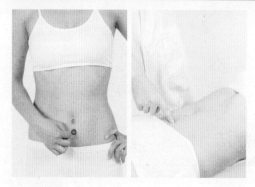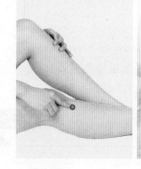

1 气海

用食指指腹以顺时针的方向揉按气海穴3分钟，手法宜轻柔。

2 阳陵泉

用拇指指腹压按阳陵泉穴1分钟，力度适中，以有酸胀感为宜。

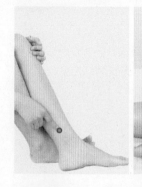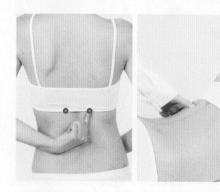

3 三阴交

用拇指指腹压按三阴交穴5分钟，力度适中，以潮红、发热为度。

4 脾俞

用拇指指腹以顺时针的方向揉按脾俞穴2分钟，以潮红、发热为度。

刮痧 疗法

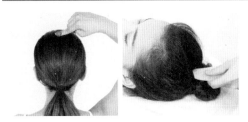

1 百会

用角刮法刮拭百会穴1~3分钟，力度适中，以潮红、发热为度。

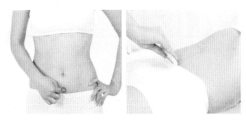

2 关元

用面刮法刮拭关元穴1~3分钟，力度由轻加重，以潮红、发热为度。

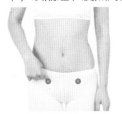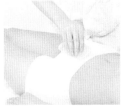

3 子宫

用角刮法刮拭子宫穴3分钟，以顺时针方向旋动刮痧板，均匀持续而轻柔地旋转。

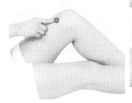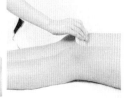

4 血海

用面刮法刮拭血海穴1~3分钟，力度适中，以潮红、出痧为度。

拔罐 疗法

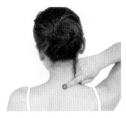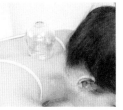

1 大椎

将火罐扣在大椎穴上，留罐10分钟，以局部皮肤泛红、充血为度。

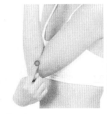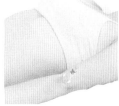

2 曲池

将气罐吸附在曲池穴上，留罐10分钟，以局部皮肤泛红、充血为度。

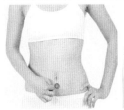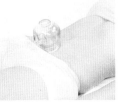

3 气海

将火罐扣在气海穴上，留罐10分钟，以局部皮肤潮红为度。

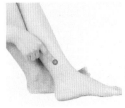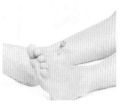

4 三阴交

将气罐吸附在三阴交穴上，留罐10分钟，以局部皮肤泛红、充血为度。

乳腺增生

乳房肿块伴疼痛

乳腺增生是女性最常见的乳房疾病，其发病率占乳腺疾病的首位。乳腺增生症是正常乳腺小叶生理性增生与复旧不全，乳腺正常结构出现紊乱，属于病理性增生，它是既非炎症又非肿瘤的一类病。临床表现为乳房疼痛、乳房肿块及乳房溢液等。本病多认为由内分泌失调、精神不佳、环境不良、服用激素保健品等所致。

扫一扫，
全部疗法视频看

刮痧 疗法

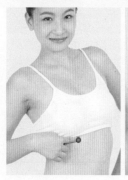 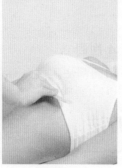

1 乳根

用角刮法刮拭乳根穴30次，力度轻柔，以患者能忍受为度。

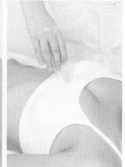

2 膻中

用角刮法刮拭膻中穴30次，力度适中，可不出痧。

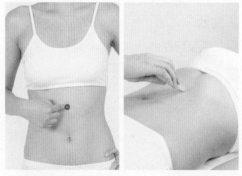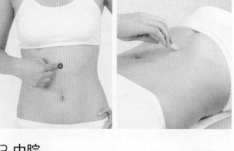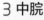

3 中脘

用角刮法刮拭中脘穴30次，力度适中，以出痧为度。

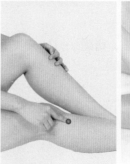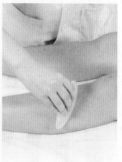

4 阳陵泉

用面刮法自上而下刮拭阳陵泉穴30次，力度适中，以出痧为度。

拔罐疗法

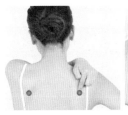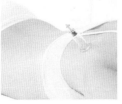

1 天宗

将气罐吸附在天宗穴上，留罐10分钟，以局部皮肤潮红、充血为度。

2 乳根

将气罐吸附在乳根穴上，留罐10分钟，以局部皮肤潮红为度。

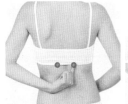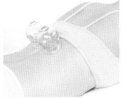

3 脾俞

将火罐扣在脾俞穴上，留罐10分钟，以局部皮肤潮红为度。

4 足三里

将气罐吸附在足三里穴上，留罐15分钟，以局部皮肤潮红为度。

艾灸疗法

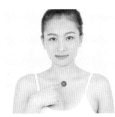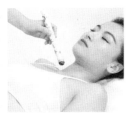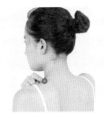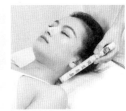

1 天突

用艾条温和灸天突穴10分钟，以感觉局部温热舒适而无灼痛感为宜。

2 肩井

用艾条温和灸肩井穴10分钟，以达至受灸者能忍受的最大热度为佳。

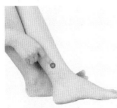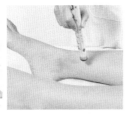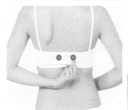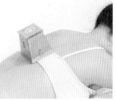

3 三阴交

用艾条温和灸三阴交穴10分钟，以施灸部位出现红晕为度。

4 肝俞

点燃艾灸盒置于肝俞穴上，灸治10～15分钟，热力要能够深入体内、直达病所。

不孕症

男方无病妊娠难

　　不孕症是指夫妇同居而未避孕，经过较长时间不怀孕者。临床上分原发性不孕和继发性不孕两种。同居3年以上未受孕者，称原发性不孕；婚后曾有过妊娠，相距3年以上未受孕者，称继发性不孕。不孕是由很多因素引起的，多由于流产、妇科疾病、压力大和减肥等引起。

扫一扫，
全部疗法视频看

按摩疗法

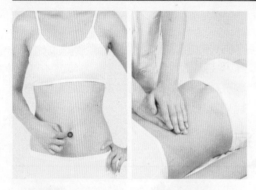

1 神阙

将双手重叠，用掌心在神阙穴上用力向下压按1分钟，力度适中。

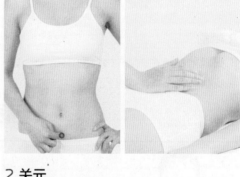

2 关元

将手掌小鱼际附着于关元穴上，以顺时针的方向揉按1分钟。

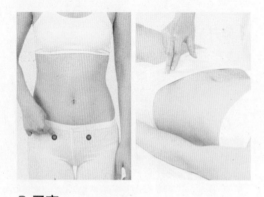

3 子宫

用食指、中指指腹在子宫穴上用力向下压按2分钟，以有酸胀感为宜。

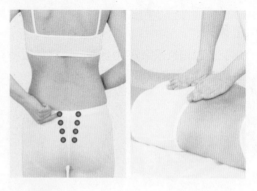

4 八髎

用手掌横擦八髎穴2分钟，力度适中，以透热为度。

刮痧 疗法

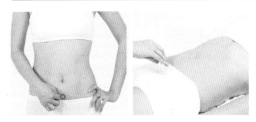

1 关元

用面刮法刮拭关元穴30次，力度由轻加重，以潮红、发热为度。

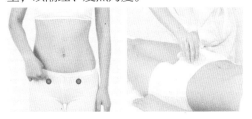

3 子宫

用角刮法刮拭子宫穴30次，以顺时针方向旋动刮痧板，均匀持续而轻柔地旋转。

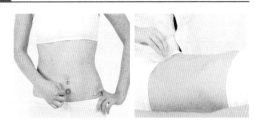

2 气海

用面刮法刮拭气海穴30次，力度由轻加重，以潮红、发热为度。

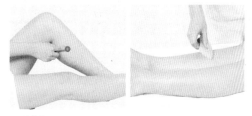

4 地机

用面刮法从上至下刮拭地机穴30次，至不再出现新痧为止。

艾灸 疗法

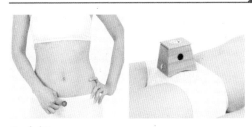

1 中极

点燃艾灸盒置于中极穴上，灸治10~15分钟，热力要能够深入体内、直达病所。

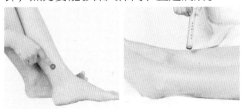

3 三阴交

用艾条回旋灸三阴交穴10~15分钟，以皮肤潮红为度。

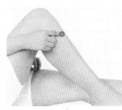

2 足三里

用艾条回旋灸足三里穴10~15分钟，以皮肤潮红为度。

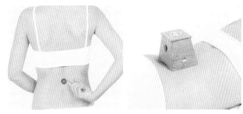

4 命门

点燃艾灸盒置于命门穴上，灸治10~15分钟，以感到舒适、无灼痛感为度。

更年期综合征

失眠健忘心烦躁

女性从生育期向老年期过渡期间，因卵巢功能逐渐衰退，导致人体雌激素分泌量减少，从而引起以植物神经功能失调、代谢障碍为主的一系列疾病，称更年期综合征。多发于45岁以上的女性，其主要临床表现有月经紊乱不规则，伴潮热、心悸、胸闷、烦躁不安、失眠、小便失禁等症状。

扫一扫，
全部疗法视频看

按摩 疗法

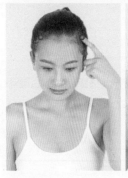
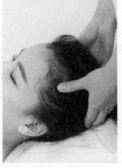

1 头维

将拇指指腹置于头维穴上，其余四指附于脑部，力度由轻渐重，揉按1～2分钟。

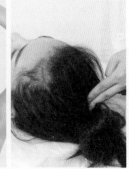

2 百会

将食指、中指指腹置于百会穴上，先顺时针揉按50次，再逆时针揉按50次。

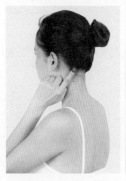
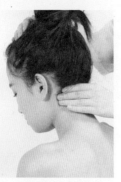
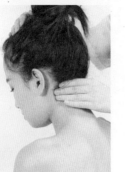

3 风池

用拇指与食指、中指相对拿捏风池穴30次，以有酸胀感为宜。

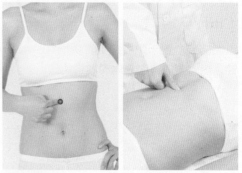

4 中脘

用拇指指腹点揉中脘穴3分钟，力度适中，以有酸胀感为宜。

刮痧 疗法

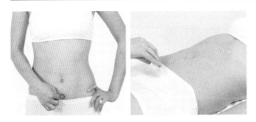

1 关元

用面刮法刮拭关元穴30次，力度由轻加重，以潮红、发热为度。

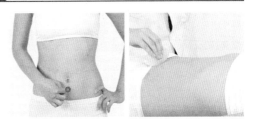

2 气海

用面刮法刮拭气海穴30次，力度由轻加重，以潮红、发热为度。

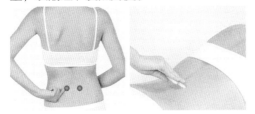

3 肾俞

用刮痧板的侧边由轻至重地刮拭肾俞穴30次，至皮肤潮红、发热即可。

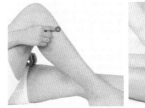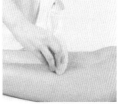

4 足三里

用刮痧板的角部从上往下刮拭足三里穴30次，力度略重，可不出痧。

艾灸 疗法

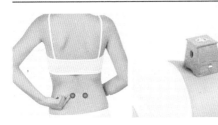

1 肾俞

点燃艾灸盒置于肾俞穴上，灸治10～15分钟，以感到舒适、无灼痛感为度。

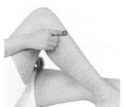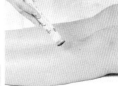

2 足三里

用艾条回旋灸足三里穴10～15分钟，以皮肤潮红为度。

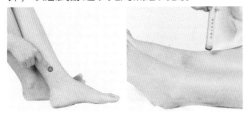

3 三阴交

用艾条温和灸三阴交穴10～15分钟，以施灸部位出现红晕为度。

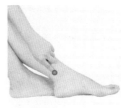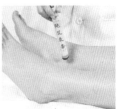

4 太溪

用艾条温和灸太溪穴10～15分钟，以达至受灸者能忍受的最大热度为佳。

前列腺炎

尿频尿急尿疼痛

前列腺炎是当今社会上成年男性常见病之一，是由多种复杂原因和诱因引起的前列腺炎症。前列腺炎的临床表现具有多样化，以尿道刺激症状和慢性盆腔疼痛为其主要表现。其中尿道症状为尿急、尿频，排尿时有烧灼感，排尿疼痛，可伴有排尿终末血尿或尿道脓性分泌物等。

扫一扫，
全部疗法视频看

按摩疗法

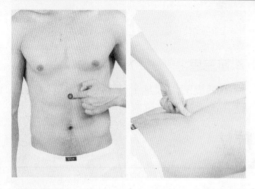

1 中脘

将拇指指腹置于中脘穴上，适当用力揉按1分钟，以有酸胀感为宜。

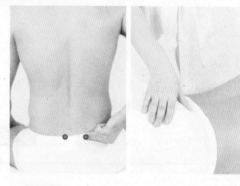

2 膀胱俞

用拇指指腹揉按膀胱俞穴3分钟，力度适中，以有酸胀感为宜。

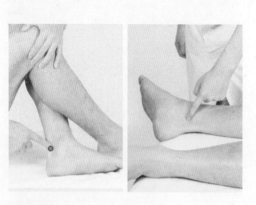

3 太溪

用食指指腹点按太溪穴50次，一按一松，力度由轻渐重。

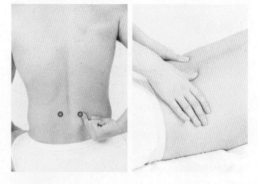

4 肾俞

将拇指指腹置于肾俞穴上，微用力压揉3分钟，以有酸胀感为宜。

刮痧 疗法

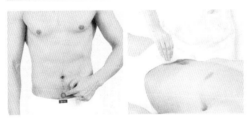

1 关元

用面刮法刮拭关元穴30次，力度由轻加重，以潮红、发热为度。

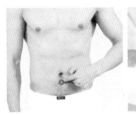

2 气海

用面刮法刮拭气海穴30次，力度由轻加重，以潮红、发热为度。

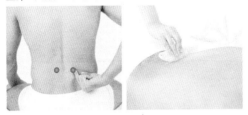

3 肾俞

用刮痧板的侧边由轻至重地刮拭肾俞穴30次，至皮肤潮红、发热即可。

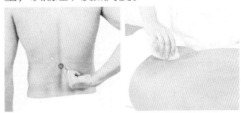

4 命门

用刮痧板的侧边由轻至重地刮拭命门穴30次，以皮肤潮红、发热即可。

拔罐 疗法

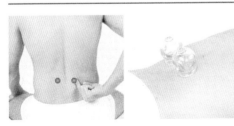

1 肾俞

将火罐扣在肾俞穴上，留罐15分钟，以局部皮肤泛红、充血为度。

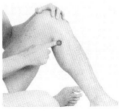

2 阴陵泉

将气罐吸附在阴陵泉穴上，留罐15分钟，以局部皮肤泛红、充血为度。

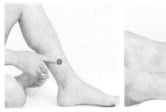

3 三阴交

将气罐吸附在三阴交穴上，留罐15分钟，以局部皮肤泛红、充血为度。

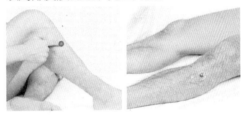

4 足三里

将气罐吸附在足三里穴上，留罐15分钟，以局部皮肤泛红、充血为度。

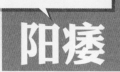

阳痿

肾阳亏虚勃起难

阳痿即勃起功能障碍，指在企图性交时，阴茎勃起硬度不足以插入阴道，或阴茎勃起硬度维持时间不足以完成满意的性生活。男性勃起是一个复杂的过程，与大脑、激素、情感、神经、肌肉和血管等都有关联。

扫一扫，
全部疗法视频看

按摩疗法

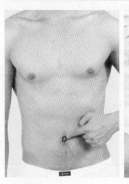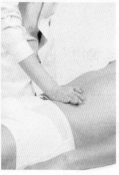

1 神阙

用掌根揉按神阙穴5分钟，以脐下有温热感为度，手法宜柔和深沉。

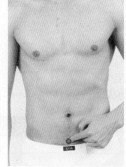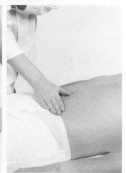

2 关元

用手掌揉按关元穴2分钟，力度由轻渐重，以局部皮肤发热为宜。

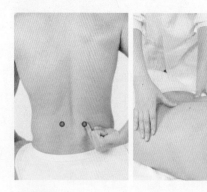

3 肾俞

用拇指指腹揉按肾俞穴2分钟，力度适中，以有酸胀感为宜。

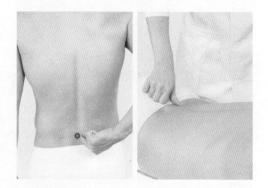

4 腰阳关

用拇指指端揉按腰阳关穴2分钟，力度适中，以小腹部透热为度。

刮痧 疗法

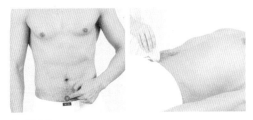

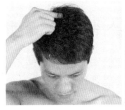
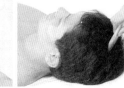

1 关元

用角刮法刮拭关元穴30次，力度由轻加重，以潮红、发热为度。

2 百会

用角刮法刮拭百会穴30次，力度适中，以潮红、发热为度。

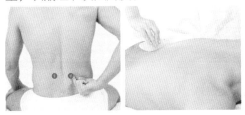

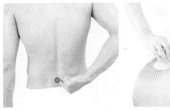
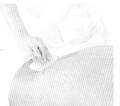

3 肾俞

用刮痧板的侧边由轻至重地刮拭肾俞穴30次，至皮肤潮红、发热即可。

4 腰阳关

用刮痧板的侧边由轻至重地刮拭腰阳关穴30次，至皮肤潮红、发热即可。

拔罐 疗法

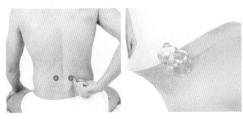

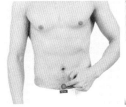
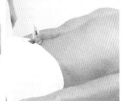

1 肾俞

将火罐扣在肾俞穴上，留罐10分钟，以局部皮肤泛红、充血为度。

2 关元

将气罐吸附在关元穴上，留罐10分钟，以局部皮肤泛红为度。

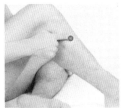
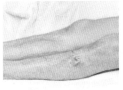

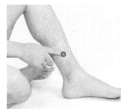
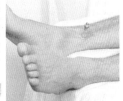

3 足三里

将气罐吸附在足三里穴上，留罐10分钟，以局部皮肤泛红、充血为度。

4 三阴交

将气罐吸附在三阴交穴上，留罐10分钟，以局部皮肤泛红、充血为度。

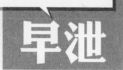

"穴" 调两性常见病

早泄

肾气不固精亏耗

　　早泄是指性交时间极短，或阴茎插入阴道就射精，随后阴茎即疲软，不能正常进行性交的一种病症，是一种最常见的男性性功能障碍。中医认为多由于房劳过度或频犯手淫，导致肾精亏耗，肾阴不足，相火偏亢，或体虚赢弱，虚损遗精日久，肾气不固，导致肾阴阳俱虚所致。

扫一扫，
全部疗法视频看

按摩疗法

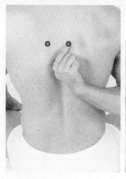

1 心俞

将拇指置于心俞穴上，用指腹推按5分钟，以有酸胀感为度。

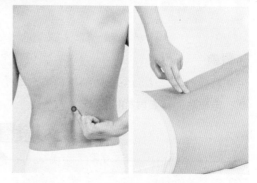

2 命门

将食指、中指并拢置于命门穴上，用指腹压揉5分钟，以局部有酸胀感为宜。

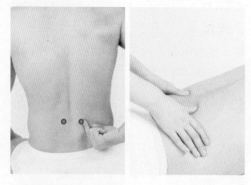

3 肾俞

将拇指指腹置于肾俞穴上，用指腹压揉5分钟，以局部有酸胀感为宜。

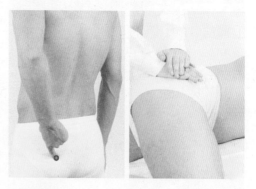

4 环跳

用手掌揉按环跳穴5分钟，力度适中，以局部有酸胀感为宜。

刮痧 疗法

▲

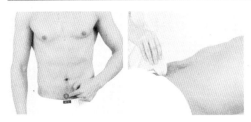

1 关元

用角刮法刮拭关元穴30次，力度由轻加重，以潮红、发热为度。

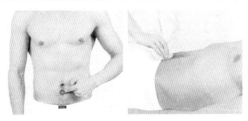

2 气海

用面刮法刮拭气海穴30次，力度由轻加重，以潮红、发热为度。

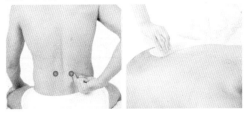

3 肾俞

用刮痧板的侧边由轻至重地刮拭肾俞穴30次，至皮肤潮红、发热即可。

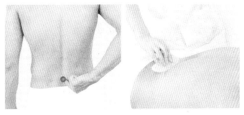

4 腰阳关

用刮痧板的侧边由轻至重地刮拭腰阳关穴30次，至皮肤潮红、发热即可。

艾灸 疗法

▲

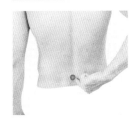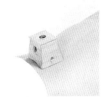

1 腰阳关

点燃艾灸盒置于腰阳关穴上，灸治10分钟，以感觉局部温热舒适而无灼痛感为宜。

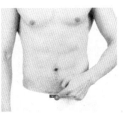

2 中极

点燃艾灸盒置于中极穴上，灸治10~15分钟，以施灸部位出现红晕为度。

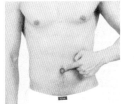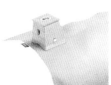

3 神阙

点燃艾灸盒置于神阙穴上，灸治10~15分钟，以感觉腹部温热并向任脉传导为佳。

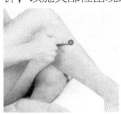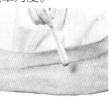

4 足三里

用艾条温和灸足三里穴10~15分钟，以皮肤温热而无灼痛感为度。

遗精

精神萎靡腰酸软

遗精是指无性交而精液自行外泄的一种男性疾病。睡眠时精液外泄者为梦遗；清醒时精液外泄者为滑精，无论是梦遗还是滑精都统称为遗精。一般成年男性遗精一周不超过1次属正常的生理现象；如果一周数次或一日数次，并伴有精神萎靡、腰酸腿软、心慌气喘，则属于病理性遗精。

扫一扫，
全部疗法视频看

按摩疗法

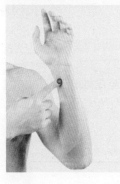
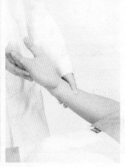

1 内关

将拇指指腹置于内关穴上，其余四指附于手臂上，力度由轻渐重揉按2~3分钟。

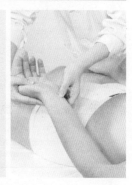

2 神门

将拇指指腹置于神门穴上，其余四指附于腕关节处，揉按3分钟。

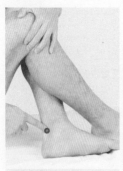
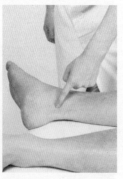

3 太溪

将食指指腹置于太溪穴上，微用力压按3分钟，以局部有酸胀感为宜。

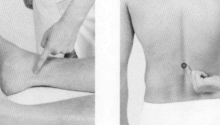
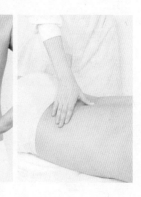

4 命门

将拇指指腹置于命门穴上，微用力压揉3分钟，以局部有酸胀感为宜。

刮痧 疗法

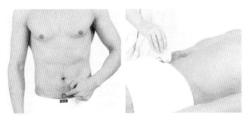

1 关元

用角刮法刮拭关元穴30次，力度由轻加重，以潮红、发热为度。

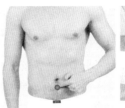
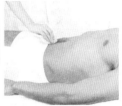

2 气海

用面刮法刮拭气海穴30次，力度由轻加重，以潮红、发热为度。

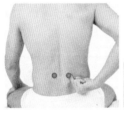
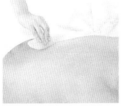

3 肾俞

用刮痧板的侧边由轻至重地刮拭肾俞穴30次，至皮肤潮红、发热即可。

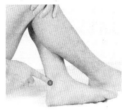
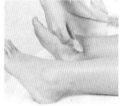

4 太溪

用刮痧板的角部刮拭太溪穴30次，至皮肤潮红即可。

艾灸 疗法

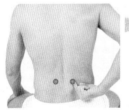
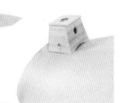

1 肾俞

点燃艾灸盒置于肾俞穴上，灸治10～15分钟，以穴位皮肤潮红为度。

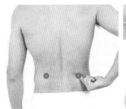
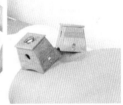

2 腰眼

点燃艾灸盒置于腰眼穴上，灸治10～15分钟，以施灸部位出现红晕为度。

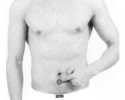
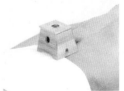

3 气海

点燃艾灸盒置于气海穴上，灸治10～15分钟，热力要能够深入体内、直达病所。

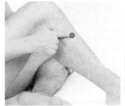
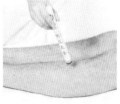

4 足三里

用艾条雀啄灸足三里穴10～15分钟，以皮肤温热而无灼痛感为度。

神经衰弱

精神紊乱易疲劳

神经衰弱是指由于长期情绪紧张及精神压力过大，从而使大脑精神活动能力减弱的功能障碍性病症。主要特征是易兴奋、脑力易疲劳、记忆力减退等，伴有各种躯体不适症状。本病如处理不当可迁延达数年，但经精神科或心理科医生积极、及时治疗，指导病人正确对待疾病，可达缓解或治愈，预后良好。

扫一扫，
全部疗法视频看

按摩疗法

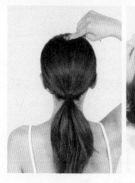
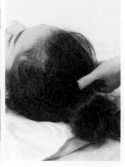

1 百会

将拇指指端置于百会穴上，其余四指半握拳，适当用力压揉1分钟。

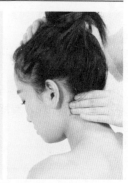

2 风池

用拇指、食指相对呈钳形，拿捏风池穴30次，力度适中，以有酸胀感为度。

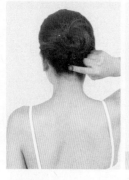
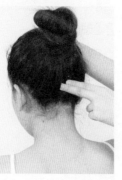

3 风府

将食指、中指并拢，用指腹点按风府穴1~2分钟，以有酸胀感为度。

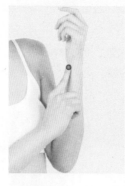
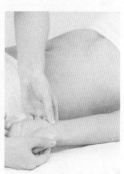

4 神门

用拇指指腹推按神门穴2分钟，力度由轻渐重，以有酸胀感为宜。

刮痧 疗法

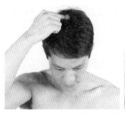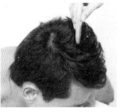

1 百会

用角刮法刮拭百会穴30次，力度适中，以潮红、发热为度。

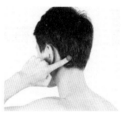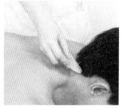

2 风池

用角刮法刮拭风池穴30次，病情重者力度稍重，病情轻者力度宜轻。

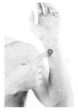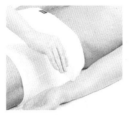

3 内关

用刮痧板的角部从上往下刮拭内关穴30次，至皮肤潮红、发热即可。

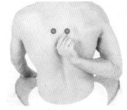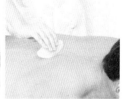

4 心俞

用刮痧板的侧边从上向下、由轻至重地刮拭心俞穴30次，至皮肤潮红、发热即可。

艾灸 疗法

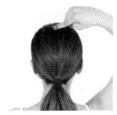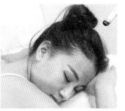

1 百会

用艾条悬灸百会穴10~15分钟，热力要能够深入体内、直达病所。

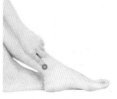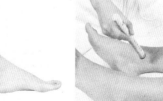

2 太溪

用艾条回旋灸太溪穴10~15分钟，以穴位处皮肤潮红为度。

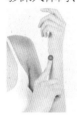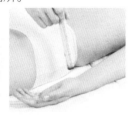

3 神门

用艾条回旋灸神门穴10~15分钟，以施灸部位出现红晕为度。

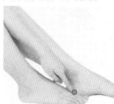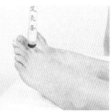

4 行间

用艾条回旋灸行间穴10~15分钟，以达至受灸者能忍受的最大热度为佳。

眩晕

天旋地转欲仆倒

眩晕分为周围性眩晕和中枢性眩晕。中枢性眩晕是由脑组织、脑神经疾病和脑血管疾病引起的。周围性眩晕发作时多伴有耳聋、耳鸣、恶心、呕吐、出冷汗等植物神经系统症状。如不及时治疗容易引起痴呆、脑血栓、脑出血、脑卒中偏瘫，甚至猝死等情况。

扫一扫，
全部疗法视频看

按摩疗法

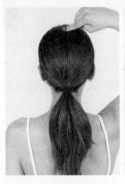 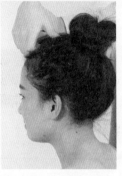

1 百会

将拇指指腹置于百会穴上，以顺时针和逆时针方向各揉按1分钟，至有酸胀感为度。

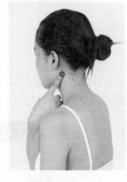 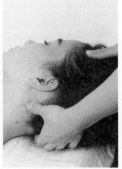

2 翳风

将拇指指腹置于翳风穴上，以顺时针和逆时针的方向各揉按1分钟，至有酸胀感为度。

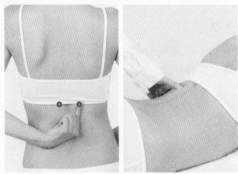 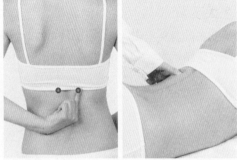

3 脾俞

用拇指指腹以顺时针的方向揉按脾俞穴2分钟，以有酸胀感为度。

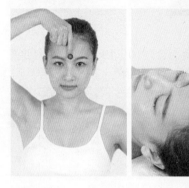

4 印堂

将食指端置于印堂穴上，由轻渐重揉按50次，以有酸胀感为度。

刮痧 疗法

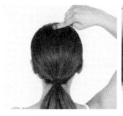 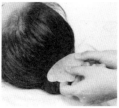

1 百会

用面刮法刮拭百会穴30次，力度适中，以潮红、发热为度。

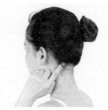 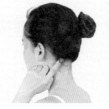

2 风池

用角刮法刮拭风池穴30次，病情重者力度稍重，病情轻者力度宜轻。

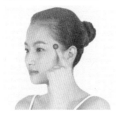 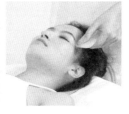

3 太阳

用角刮法刮拭太阳穴30次，力度适中，以潮红、发热为度。

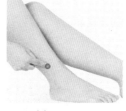 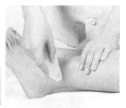

4 悬钟

用面刮法刮拭悬钟穴30次，力度由轻到重，以有温热舒适感为宜。

艾灸 疗法

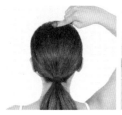 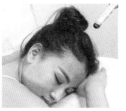

1 百会

用艾条悬灸百会穴10～15分钟，热力要能够深入体内、直达病所。

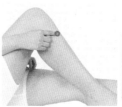 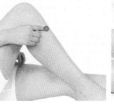

2 足三里

用艾条悬灸足三里穴10～15分钟，以热感循经传导、气至病所为佳。

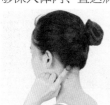 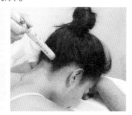

3 风池

用艾条回旋灸风池穴10～15分钟，以皮肤温热而无灼痛感为度。

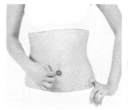 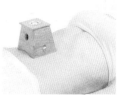

4 神阙

点燃艾灸盒置于神阙穴上，灸治10～15分钟，以感觉局部温热舒适而灼痛感为度。

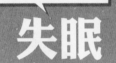
失眠 入睡困难精力差

失眠，又称为"不寐""不得眠""不得卧""目不瞑"，是指人体难以入睡、浅睡易醒、睡眠短暂等频繁无法正常睡眠的一种病症。失眠虽不属于危重疾病，但常伴有白天精神状况不佳、心悸健忘、反应迟钝、疲倦乏力，严重影响日常生活和工作学习。失眠所造成的直接影响是精神方面的，严重者会导致精神分裂。

扫一扫，
全部疗法视频看

按摩疗法

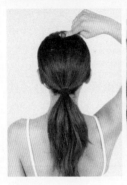
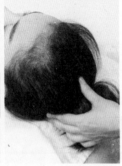

1 百会

将拇指指腹置于百会穴上，以顺时针和逆时针方向各揉按1分钟，至有酸胀感为宜。

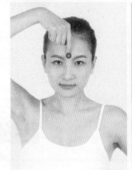
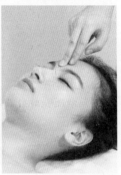

2 印堂

将食指、中指并拢，用指腹点按印堂穴30次，以有酸胀感为宜。

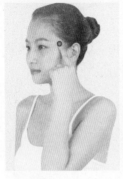
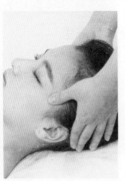

3 太阳

将拇指指尖置于太阳穴上，其余四指附于脑部，力度由轻渐重，揉按1~2分钟。

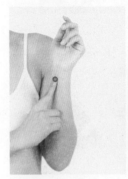
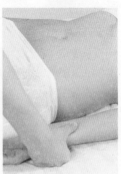

4 内关

将拇指指腹置于内关穴上，用力压按1分钟，以有酸胀感为度。

刮痧 疗法

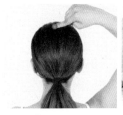 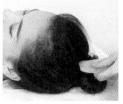

1 百会

用角刮法刮拭百会穴1~3分钟，力度适中，以潮红、发热为度。

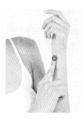 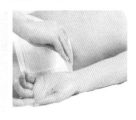

2 神门

用刮痧板的角部刮拭神门穴1~3分钟，力度轻柔，可不出痧。

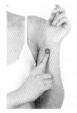 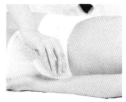

3 内关

用刮痧板的角部从上往下刮拭内关穴1~3分钟，至皮肤潮红、发热即可。

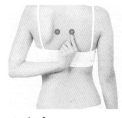 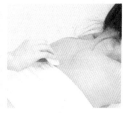

4 心俞

用刮痧板的面侧刮拭心俞穴1~3分钟，以出痧为度。

艾灸 疗法

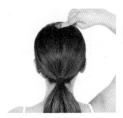 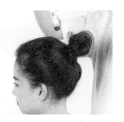

1 百会

用艾条回旋灸百会穴10~15分钟，以出现循经感传、气至病所为佳。

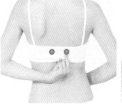 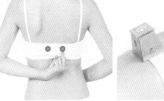

2 肝俞

点燃艾灸盒置于肝俞穴上，灸治10~15分钟，以热感循经传导、气至病所为佳。

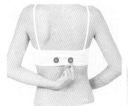 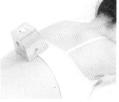

3 胆俞

点燃艾灸盒置于胆俞穴上，灸治10~15分钟，以热感循经传导、气至病所为佳。

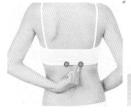 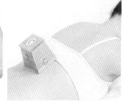

4 脾俞

点燃艾灸盒置于脾俞穴上，灸治10~15分钟，以患者感觉舒适、皮肤潮红为度。

疲劳综合征

记忆减退难集中

疲劳综合征即慢性疲劳综合征，通常患者心理方面的异常表现要比身体方面的症状出现得早，自觉较为突出。实际上疲劳感多源于体内的各种功能失调，典型表现为：短期记忆力减退或注意力不集中、咽痛、肌肉酸痛、无红肿的关节疼痛、头痛、睡眠后精力不能恢复、体力或脑力劳动后身体感觉不适。

扫一扫，
全部疗法视频看

按摩疗法

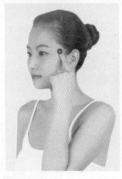
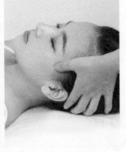

1 太阳

用拇指指腹以顺时针的方向揉按太阳穴30次，以有酸胀感为度。

2 气海

将食指、中指、无名指并拢置于气海穴上，力度轻柔，用指腹以环形揉按5分钟。

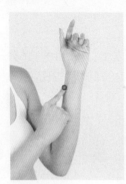
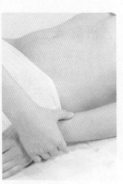
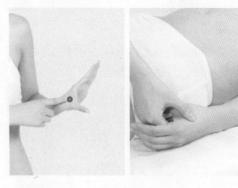

3 列缺

将拇指置于列缺穴上，其余四指附于手臂上，力度适中，用指腹揉按3分钟。

4 合谷

用拇指和食指相对置于合谷穴处，用指端用力掐按30次，以有酸痛感为宜。

刮痧 疗法

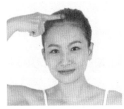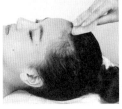

1 神庭

用面刮法刮拭神庭穴1～3分钟，力度适中，以潮红、发热为度。

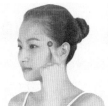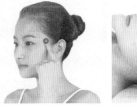

2 太阳

用角刮法刮拭太阳穴1～3分钟，力度适中，以潮红、发热为度。

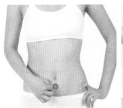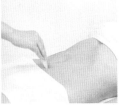

3 气海

用刮痧板的角部刮拭气海穴1～3分钟，以皮肤发热为度。

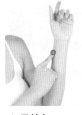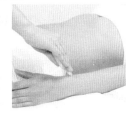

4 列缺

用角刮法从上到下刮拭列缺穴1～3分钟，力度适中，刮至出痧为止。

艾灸 疗法

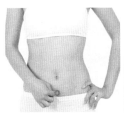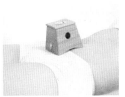

1 关元

点燃艾灸盒置于关元穴上，灸治10～15分钟，以感到舒适、无灼痛感为度。

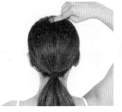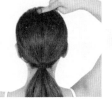

2 百会

用艾条悬灸百会穴10～15分钟，以施灸部位出现红晕为度。

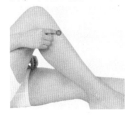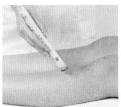

3 足三里

用艾条悬灸足三里穴10～15分钟，以皮肤温热而无灼痛感为度。

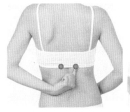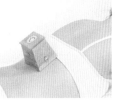

4 脾俞

点燃艾灸盒置于脾俞穴上，灸治10～15分钟，以出现明显的循经感传现象为佳。

网球肘

肘臂疼痛阴雨重

网球肘又称肱骨外上髁炎，指手肘外侧肌腱疼痛发炎，多见于泥瓦工、钳工、木工、网球运动员等从事单纯臂力收缩运动工作的人群。本病发病慢，主要临床表现有肘关节外侧部疼痛、手臂无力、酸胀不适，如握物、拧毛巾、端水瓶等时疼痛会加重，休息时无明显症状。部分患者在阴雨天疼痛加重。

扫一扫，
全部疗法视频看

按摩疗法

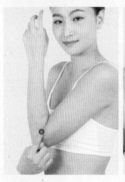 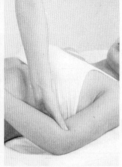

1 曲池

将拇指指尖置于曲池穴上，其余四指附于手臂上，由轻渐重压揉5分钟。

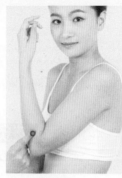 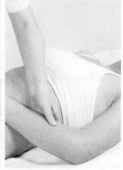

2 手三里

将拇指、食指、中指相对呈钳形，掐按手三里穴3分钟，以有酸痛感为度。

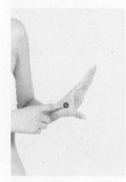 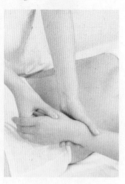

3 合谷

将拇指指尖置于合谷穴上，其食指顶于掌面，由轻渐重掐压3分钟。

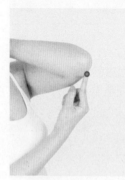 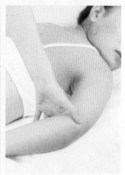

4 小海

用拇指指尖掐按小海穴100～200次，力度适中，以局部感到酸胀为宜。